V&R

Monika Binkert

MEHR WAGEN: Impulse für mehr Ganzheitlichkeit in Unternehmen

VANDENHOECK & RUPRECHT

Bibliografische Information der Deutschen Nationalbibliothek:
Die Deutsche Nationalbibliothek verzeichnet diese Publikation in der Deutschen Nationalbibliografie; detaillierte bibliografische Daten sind im Internet über https://dnb.de abrufbar.

Koninklijke Brill BV umfasst die Imprints Brill, Brill Nijhoff, Brill Schöningh, Brill Fink, Brill mentis, Brill Wageningen Academic, Vandenhoeck & Ruprecht, Böhlau und V&R unipress.

Satz: SchwabScantechnik, Göttingen
Druck und Bindung: Elanders Waiblingen, Waiblingen
Printed in the EU

Vandenhoeck & Ruprecht Verlage | www.vandenhoeck-ruprecht-verlage.com
E-Mail: info@v-r.de

ISBN 978-3-525-40892-6 (print)
ISBN 978-3-647-40892-7 (digital) | 978-3-666-40892-2 (eLibrary)

Inhalt

Für meine Freundinnen,
die mich mit ihren offenen Herzen
und weisen Blicken bei der Entstehung
dieses Buches begleitet haben.

Für alle, die mit ihrem Licht vorangehen.

Vorbemerkung

Mit dem vorliegenden Buch möchte ich eine Tür öffnen und Sie, liebe Leserin, lieben Leser, dazu einladen, mehr wahrzunehmen, zu erfahren und zu leben, als dies die Praxis in Unternehmen und Organisationen für gewöhnlich vorsieht. Ich lade dazu ein, unser unternehmerisches Denken und Handeln aus einer allumfassenden Sicht auf alles Leben zu reflektieren – aus einer metaphysischen Perspektive, die uns die Welt als vieldimensionales Beziehungsgeflecht erfahren lässt und uns Menschen als Wesen mit unbegrenztem Potenzial anerkennt. Wenn wir den Alltag und die Zukunft des Unternehmens aus diesem Blickwinkel gestalten, verändert und wandelt sich alles.

Seit vielen Jahren begleite ich Unternehmen und Organisationen in Zeiten des Wandels: in strategischen Fragen, in ihren Transformationsprozessen, bei Themen rund um Leadership und Konfliktlösung. In meiner Arbeit ließ ich mich bald von einer systemisch-lösungsfokussierten Herangehensweise leiten. Doch je tiefer ich in die Tätigkeit eintauchte, desto größer wurde das Bedürfnis, meine Erfahrungen und Erkenntnisse auf meinem spirituellen Weg in die Arbeit einzubeziehen. Anfangs tat ich das zurückhaltend, mit der Zeit deutlicher und mit zunehmendem Vertrauen. Heute weiß ich, dass es anders nicht mehr geht. So wie alles Leben in ein größeres Ganzes eingebettet ist, lässt sich auch die Gestaltung und Entwicklung von Unternehmen und Organisationen nicht länger losgelöst vom unsichtbaren Resonierenden denken. Eine transzendente Sicht auf die Welt eröffnet uns neue Zugänge zu Wissen und Weisheit. Sie lässt uns neue schöpferische Möglichkeiten erkennen und nährt damit ein grundlegend neues unternehmerisches Denken und Handeln, das im Einklang mit allem Leben steht: verbunden, lebendig, verantwortungsvoll.

In diesem Buch betrachte ich Themen und Fragen in Unternehmen und Organisationen aus diesem ungewohnten Blickwinkel – in Rückbesinnung auf östliche Weisheitstraditionen, insbesondere die altindischen Veden und die Lehren des Buddhismus. Ergänzend beziehe ich Erkenntnisse der modernen Physik und anderer Wissenschaften ein – insbesondere dort, wo diese über das materialistisch-rationale Weltbild hinausweisen und Brücken zu einem ganzheitlichen Verständnis von Leben schlagen. Ich lasse Erfahrungen aus meiner Praxis als Beraterin und Coach ebenso wie Einblicke in persönliches Erleben einfließen. An verschiedenen Stellen finden sich zudem konkrete, handlungsleitende Hinweise mit Formaten, Tools etc., die zum Ausprobieren und Austesten einladen mögen.

In den Kapiteln I–IV gehe ich der grundlegenden Frage nach: Was verändert sich, wenn wir die Welt der Unternehmen und Organisationen aus einer transzendenten Perspektive betrachten – was, wenn wir beginnen, das Unternehmen und uns selbst als Teilhabende an einem vieldimensionalen Beziehungsgeflecht zu erleben? Wie wandeln sich dadurch unser Bewusstsein, unsere Wahrnehmung von Wirklichkeit und unser Verständnis für das schöpferische Potenzial, das in uns und in den Systemen wirkt? Und: Wie können wir die Kraft unserer Gedanken und die Intelligenz unseres Herzens in diesem Prozess fruchtbar machen?

In den Kapiteln V–IX beschreibe ich, wie sich diese integrale Sichtweise ganz praktisch im Unternehmensalltag entfalten kann – gerade dann, wenn wir nach stimmigen Lösungen für die multiplen Herausforderungen suchen; wenn wir uns als Verantwortliche im Unternehmen weiterentwickeln; wenn wir die Zukunft des Unternehmens gestalten und wenn wir im Unternehmensalltag einen konstruktiven Umgang mit Spannungsfeldern und Konflikten finden wollen.

Wenn in diesem Buch von Unternehmen und Organisationen die Rede ist, meine ich damit unterschiedlich wirtschaftlich und gesellschaftlich wirksame Akteur:innen wie kleine und mittlere Unternehmen (KMU), Non-Profit-Organisationen (NPOs), Nichtregierungsorganisationen (NGOs), die öffentliche Verwaltung oder auch größere Unternehmen in Konzernstrukturen.

In diesem Buch finden sich Impulse für eine neue, ungewohnte Sichtweise auf die Unternehmenswelt. Ich freue mich, wenn Sie sich als Leserin und Leser für diese Reise inspirieren lassen. Vielleicht zeigen sich gemeinsame Erfahrungen, gemeinsame Räume, um die Fäden weiterzuspinnen, Neues zu kreieren und zu erschaffen – für ein erhebendes Miteinander in Unternehmen und Organisationen und für eine Welt zum Wohle aller.

Gockhausen, im Juni 2025

OM BHUR BHUVAH SWAH
TAT SAVITUR VARENYAM
BHARGO DEVASYA DHIMAHI
DHIYO YO NAH PRACHODAYAT

Die gesamte Erfahrung des Lebens hindurch
ist DAS allem zugrundeliegende Natur,
alles enthüllende Dasein, das erfüllende EINE.
Mögen alle Wesen durch feinen und
meditativen Verstand die Genialität
eines erleuchteten Bewusstseins erfahren.[1]

Gayatri Mantra – die Mutter der vedischen Mantras

1 Übersetzung bei Yoga Vidya, s. Literaturverzeichnis.

I Eine metaphysische Sicht auf die Welt

Ich setze mich neben Günther und schaue in seine Augen. Günther wirkt ruhig, gelassen, ja souverän. Wir kennen uns seit geraumer Zeit. Mir fallen seine großen Füße mit den kräftigen Krallen auf. Ich habe sie noch gar nie richtig angeschaut. Die Füße tragen eine große Last. Günther gehört zu einer schweren Rasse unter den Truthähnen und hat als Masttruthahn eine leidvolle Geschichte hinter sich. Es gelang ihm die Rettung. Heute lebt er auf einem Lebenshof. Zufrieden, wie mir scheint. Bei jedem Besuch auf dem Hof fühle ich mich zu diesem Tier hingezogen. Wir blicken uns in die Augen. Ich fühle mich gesehen. Nach ein paar Minuten in Stille nebeneinander spüre ich eine intensive Verbindung und Günthers großes Herz. Unsere Herzenergien fließen. Es pulsiert. Ich fühle reines Glück.

Alles ist mit allem verbunden. Wir sind mit allen Tieren, Pflanzen, allen physischen, energetischen und kosmischen Ebenen eins. Nichts existiert isoliert für sich oder außerhalb. Alles interagiert, kommuniziert und geht in Resonanz miteinander – jeder Gedanke, jedes Gefühl, jede Handlung. In diesem umfassenden Geflecht von Beziehungen durchdringt sich alles. Das Sichtbare ist mit den höheren subtilen Ebenen verwoben, der Mikro- mit dem Makrokosmos, gleich einem unsichtbaren Netz, das alles miteinander verknüpft. In dieser Verwobenheit ist alles Teil eines großen Ganzen, Teil einer vieldimensionalen, unendlichen raum- und zeitlosen Einheit.

Die Verknüpfung zu einem einzigartig großen Einem bildet das Fundament. Alles Leben ist nur in dieser umfassenden Verflechtung verstehbar.

Wenn alles miteinander verwoben ist, dann haben unser Denken und Handeln stets eine Wirkung. Nichts bleibt folgenlos. Alles, was wir tun, ist relevant, ob wir uns dessen gewahr sind oder nicht. Alles ist wesentlich.

Wenn wir uns für diese Sichtweise öffnen, beginnen wir, neu auf das Geschehen in der Welt zu blicken, neu zu denken und zu fühlen. Wir beginnen, uns im Leben in ganz anderer Weise auszurichten. Wir sind Teilhabende und Mitwirkende bei allem, was uns begegnet und wir erleben. Unser Blick verändert sich grundlegend und dieser uns – wenn wir am Morgen aufstehen, in den Tag, zur Arbeit, ins Unternehmen, in die Welt gehen.

Wir fühlen uns mit den uns nahen Menschen verbunden, mit unseren Haustieren, den Pflanzen und Bäumen im Garten. In diesem einen großen Beziehungsgeflecht können wir dieses Fühlen unendlich ausdehnen und uns mit der Welt, der Schönheit und dem Reichtum von Mutter Erde, mit allen Wesen und allem Lebendigen eins fühlen. In diesem Gewahrsein empfinden wir auf neue Weise, öffnen uns für ein tiefes Berührt-Sein und Mitfühlen – letztlich für die alles umfassende Liebe. Wir nehmen uns und die Mitmenschen als Mitwirkende an demselben einen Ganzen wahr. Wir erkennen uns im Gegenüber als Teil von diesem und dieses erkennt sich als Teil von uns.

> Ich blicke von meinem Schreibtisch auf und bleibe für einen Moment an diesem letzten Satz und am Gedanken der Ich-Du-Verbindung hängen. Ich hole das

> gelbe Reclam-Büchlein hervor: »Ich und Du« von Martin Buber (1878–1965), 1923 erstmals erschienen. Ich war damals bereits vertraut mit den östlichen Lehren und deren Vorstellungen von Verbundenheit, Interdependenz und All-Eins. In Martin Buber fand ich einen Philosophen unseres Kulturraums, der die Verschränkung von Ich und Du – wenn auch in anderer Form – in wundervoller Tiefe beschreibt. Buber versteht die Ich-Du-Beziehung als Grundstruktur der Existenz überhaupt und den Dialog als wechselseitige Offenbarung, in der sich das Ich durch das Du selbst erkennt und transformiert. »Mutualität« als »Eingangstüre unseres Daseins«, schreibt er (Buber, 1983, S. 124). Hier klingt die altindische Philosophie des Vedanta an, in der das Selbst und das Andere eine untrennbare Einheit bilden, ebenso die buddhistischen Lehren mit der zentralen Idee des Mitgefühls als tiefe Erfahrung gemeinsamer Existenz. Bubers Büchlein war für mich weit mehr als ein intellektuelles Erkennen. Es war vor allem Balsam für mein Herz – ein Impuls, der mein Innerstes berührte. Ich habe mich zutiefst verstanden gefühlt.

Zurück zum umfassenden Beziehungsgeflecht: Was ist es denn, was uns alle verbindet? Welches ist diese alles verwebende Kraft?

In den großen spirituellen Traditionen bildet die Vorstellung, wonach alles im Universum miteinander verwoben ist und letztlich aus einer Quelle hervorgeht, den Ausgangspunkt allen Seins.

In der *christlichen Mystik* ist es die Vorstellung von Gott und seiner unendlichen Liebe, die alles verbindet. Alles im Universum ist durch die göttliche Präsenz vereint. Die

Liebe Gottes ist allgegenwärtig und alles durchdringend. Jesus Christus ist der Vermittler dieser göttlichen Liebe. Durch seine Menschwerdung machte er die göttliche Realität für uns (be-)greifbar.

In der *buddhistischen Tradition*[2] ist das alles Verwebende die Vorstellung des voneinander abhängigen und gleichzeitigen Entstehens, Sanskrit *Pratityasamutpada.* Alles Leben existiert in einem Netzwerk von Beziehungen, alles ist verflochten, veränderlich und existiert nur aufgrund von Wechselwirkungen. Mitgefühl gilt als elementares, verbindendes Prinzip. Das Leiden eines Wesens wird als eigenes Leiden erfahren und führt zur tiefen Verpflichtung gegenseitigen Helfens (Govinda, 2007, S. 33 ff.).

In der *vedischen (altindischen) Tradition*[3] – aufgrund ihres umfassenden Verständnisses des Universums häu-

2 Der Buddhismus geht zurück auf Siddharta Gautama, den ersten *Buddha* (Sanskrit = Erwachter, Vollendeter), der von 563 bis 483 v. Chr. in Indien lebte. Mit der Ausbreitung des Buddhismus entwickelten sich verschiedene Strömungen, Schulen und Systeme. Als Hauptströmungen des Buddhismus gelten: Der Theravada-Buddhismus (bisweilen gleichgesetzt mit Hinayana-Buddhismus), verbreitet in Südostasien, der sich später herausgebildete Mahayana-Buddhismus (dazu zählt der Zen-Buddhismus), verbreitet in Ostasien, sowie der Vajrayna-Buddhismus, bekannt als tibetischer Buddhismus. Als die wichtigsten Sprachen im Buddhismus gelten Pali und Sanskrit. Buddhas Lehren sind in Pali verfasst (vgl. Govinda, 2007, S. 25 ff.).

3 Grundlage der altindischen Tradition bilden die Veden (von den Sanskritwörtern »Veda« = »Wissen« und »vid« = »sehen«, »erkennen«), eine umfassende Sammlung an philosophischem, spirituellem, natur- und geisteswissenschaftlichem Wissen der altindischen Hochkultur. Das Wissen wurde zunächst mündlich, später schriftlich überliefert. Die Wurzeln der vedischen Tradition reichen bis etwa 5000 v. Chr. zurück. Im Lauf der Jahrtausende hat sie sich stark entwickelt und verschiedene Perioden, Schulen und Strömungen hervorgebracht. Die ersten schriftlichen Aufzeichnungen entstanden vermutlich um 1500 v. Chr. (vgl. Mittwede, 1998, S. 29 ff.).

fig als *vedische Kosmologie* bezeichnet – erklärt sich das Prinzip der Allverbundenheit aus dem Schöpfungsprozess, eine faszinierende Vorstellung der Entstehung der Welt.

Nach der vedischen Genesis war es der ursprüngliche Gottaspekt Krishna, der über seine drei Vishnu-Formen zahlreiche Universen hervorbrachte bis hin zur Verkörperung von Leben. Der erste Vishnu atmete zahlreiche Universen aus. Mit seinem Blick befruchtete er die göttliche Urmaterie und organisierte ein großes kosmisches Informationsfeld. Die einzelnen Universen enthielten Energiefelder, aus denen alle fein- und grobstofflichen Welten hervorgehen sollten. Der aus dem ersten Vishnu hervorgegangene zweite Vishnu ließ die Universen Form annehmen und erschuf verkörpertes Leben. Das erste Lebewesen der materiellen Welt war Brahma (Sanskrit = Vollzieher), geboren auf einer Lotusblüte. Als erstes und höchstes Lebe- und auch Lichtwesen stattete Brahma die noch »leeren« Universen mit Planeten und Lebewesen aus, die sich zunächst aus fein-, dann aus grobstofflichen Energien formten. Der aus Brahma hervorgegangene dritte Vishnu – der Gottesaspekt Vishnu wird deshalb häufig dreiköpfig dargestellt – ging schließlich als *Überseele* in jedes Atom und Herz eines jeden Lebewesens ein (vgl. Risi, 2021, S. 78 ff.).

Nach der altindischen Vorstellung der Entstehung unseres Planeten ging also jede stoffliche Schöpfung aus höheren nicht stofflichen Dimensionen hervor, entsprechend dem geistigen Prinzip der *Involution* (= Einfaltung; Risi, 2021, S. 83). Als das alles verbindende Prinzip wird Brahma oder Brahman angesehen. Alles im Universum ist Ausdruck von Brahman, alles eine Manifestation des gleichen ewigen Prinzips. Yoga, das Sanskritwort für Vereinigung, gilt als der Weg der Erfahrung der Einheit mit der höchsten subtilen Ebene Brahman. Solange der Mensch dieses Bewusstsein nicht erreicht hat, erzeugt seine Ich-Identität, sein *Ego,* die Illusion, dass er mit seinem sterblichen Körper eins ist.

In den großen Geistestraditionen basiert also die Idee der allumfassenden Verwobenheit auf der Vorstellung, dass alles Teil eines vieldimensionalen, einheitlichen Ganzen ist – sei es über die Verbundenheit durch die göttliche Liebe, das Netz von wechselseitigen Abhängigkeiten oder durch eine alles einende höhere Wirklichkeit.

Auch wissenschaftliche Ansätze gehen von der Idee der unauftrennbaren Einheit aus. In der modernen Physik wird Leben als eine Form von Energie und Wellen verstanden, die miteinander interagieren. Die großen Themen der modernen Physik drehen sich um die Fragen nach den kleinsten Bausteinen der Natur und danach, was die Welt im Innersten zusammenhält. Das Wesentliche liegt nicht in der Materie, sagt die moderne Physik, denn diese gibt es im Grunde nicht, sondern nur Schwingung. Was wir für Materie halten, ist Bewusstsein oder Geist, so der Physiker Hans Peter Dürr nach fünfzig Jahren des Forschens und Suchens nach Materie. Gemäß Dürr steht am Anfang eine »a-materielle Urquelle«, nicht etwa eine »Hardware«, sondern eine »Software«, eine dynamische, sich fortlaufend verändernde »Beziehungsstruktur« (Dürr, 2007), die wir nicht weiter zerlegen können. Es gibt *eine* Gemeinsamkeit, von der kein Wesen, auch wir Menschen nicht, getrennt ist (Dürr, 2021, S. 10 ff.).

Es ist erstaunlich, wie viel Ähnlichkeit die Erkenntnisse der modernen Physik mit alten Weisheitslehren haben. »Die Welt ist das Eine und Ganze«, sagt Dürr und bringt das Sanskritwort »A-dvaita« (Nicht-Zweiheit) der altindischen Vedanta-Philosophie[4] ins Spiel, als Ausdruck der Unzerlegbarkeit und Nicht-Objektivierbarkeit der Welt. Die Welt existiert nicht unabhängig von uns Menschen, sondern wir sind Teilhabende und deren Mitschöpfende (vgl. Dürr, 2007). Auch der Physiker und Wissenschaftstheoretiker Erwin Schrödinger bezog sich auf die Philosophie des Vedanta und verstand die eigentliche Wirklichkeit als ein Einheitsbewusstsein, während er die mit unseren physischen Sinnen wahrnehmbare Welt als Illusion bezeichnete: »Die wahrgenommene Vielheit ist nur Schein, sie besteht in Wirklichkeit gar nicht« (Schrödinger, 2021, S. 149).[5]

»So magst du dich hinwerfen auf die Erde,
flach angedrückt an ihren Mutterboden
in der gewissen Überzeugung:
Du bist eins mit ihr und sie mit dir.«
Erwin Schrödinger[6]

Werner Heisenberg, Begründer der Quantenmechanik, verwendete den Begriff der *zentralen Ordnung,* durch welche die von uns Menschen geschaffenen Teilordnungen wirksam werden können. Sind diese mit der zentra-

4 Der Vedanta (Sanskrit = Ende des Wissens) gilt als der Kern und eine Art Schlussbetrachtung der Veden und umfasst verschiedene Strömungen und Schulen (vgl. Vivekananda, 2010, S. 30 ff., S. 51 ff.).

5 Schrödinger lehnt sich an die *non-duale* Philosophieströmung innerhalb des Vedanta an, sogenannte Advaita (= Nicht-Zweiheit). Dieser lehrt, dass alles auf das Prinzip von Brahman zurückzuführen und auch das individuelle Selbst *Atman* identisch mit Brahman ist. Alle Erscheinungsformen von Dualität werden als Illusion angesehen, sogenannte *Maya* (vgl. Vivekananda, 2010, S. 52 f.).

6 Schrödinger, 2021, S. 152.

len Ordnung nicht kohärent, entstehen Verwirrung und Chaos (vgl. Heisenberg, 2012, S. 416 ff.).

Und schließlich zeigt auch die Idee der *impliziten Ordnung* und der *supra-impliziten Ordnung* des Physikers David Bohm Parallelen zur vedischen Philosophie und zu den buddhistischen Lehren der Allverbundenheit (vgl. Weber, 2019, S. 44 ff.).

Die moderne Physik vermittelt ein vollkommen neues Weltbild. Anstelle einer primär unverbundenen materiell-mechanistischen Ausgangsbasis tritt ein immaterielles, unauftrennbares Beziehungsgefüge in den Fokus – mit der Konsequenz, dass der Geist zum Ausgangspunkt aller Betrachtung wird und der Körper als dessen Manifestation erscheint (Dürr, 2021, S. 11).

Im wissenschaftlichen Kontext befassen sich auch Systemtheorien mit der Idee, dass alles im Universum als Teil eines größeren, dynamischen Gefüges anzusehen ist.[7] In einem lebenden, komplexen System ist jedes Element mit den anderen Elementen verknüpft, und kleine Veränderungen an einem Punkt können Auswirkungen auf das ganze System haben. Die Dynamik wird als *zir-*

7 Systemtheorien als transdisziplinäre Metakonzepte mit Anleihen aus der Biologie, Medizin, Physik, Soziologie, Psychologie und anderen fußen auf verschiedenen Ansätzen und Schulen. Wichtige Vertreter:innen sind (Auswahl): Humberto Maturana/Francisco Varela (Biologen): Selbstorganisation lebender Systeme (Autopoiese); Niklas Luhmann (Soziologe): System- und Sozialtheorie; Heinz von Foerster (Physiker)/Ernst von Glaserfeld (Philosoph): Radikaler Konstruktivismus; Schule Palo Alto (Gregory Bateson/Paul Watzlawick/Virginia Satir und andere): systemtherapeutische Konzepte; Heidelberger Schule (Gunter Schmidt und andere): systemisch-konstruktivistischer Ansatz in der Psychotherapie; Kenneth Gergen/Mary Gergen (Soziolog:innen): Sozialer Konstruktionismus und viele andere.

kulär verstanden, als Ergebnis unendlicher Feedback- und Rückkopplungsschleifen. Lebende Systeme sind in der Lage, sich selbst zu organisieren und ohne äußere Steuerung zu einem höheren, geordneten Zustand zu gelangen, so als ob es ein Netz von Beziehungen gäbe, welches das Ganze zusammenhält. Joanna Macy, Systemtheoretikerin und Buddhistin, weist darauf hin, dass es systemtheoretisch weder eine logische noch wissenschaftliche Begründung für ein Konstrukt gibt, in dem ein Teil der wahrgenommenen Welt als »Ich« und der Rest als die »Anderen« bezeichnet wird. Als selbstorganisierende Systeme sind wir, so Macy, ständig im Austausch mit anderen, ob wir atmen, handeln oder denken. In diesem Beziehungsgeflecht gibt es keine klaren Trennungslinien (vgl. Macy, 2015, S. 163).

Interessant ist, dass die Vorstellung einer Welt als lebendiges Beziehungsgefüge in jüngerer Zeit auch in der Soziologie Aufmerksamkeit gefunden hat. Der Soziologe und Politikwissenschaftler Hartmut Rosa entwirft eine Theorie der Weltbeziehung, in der das menschliche Dasein als offen und im ständigen Wandel verstanden wird – als Gegenprogramm zur Beschleunigung, ständigen Verfügbarkeit und Entfremdung moderner Gesellschaften. Zentral ist dabei der Begriff der *Resonanz:* ein gegenseitiges Berührt-Werden von Mensch und Welt, das sich weder erzwingen noch kontrollieren lässt. Resonanz ist die Grundlage gelingender Beziehungen, in denen wir uns selbst und unsere Welt beständig verändern und transformieren. Rosa fordert uns dazu auf, die Weltbeziehungen zu verändern, und zeigt auf, wie diese Veränderung sozial möglich und sinnvoll sein kann (Rosa, 2019). Rosas Theorie erinnert an Martin Bubers Philosophie des lebendigen Dialogs, beleuchtet das Thema allerdings aus einer primär sozial-soziologischen Dimension ohne Bezug zu überweltlich Transzendentem.

> Ich blättere in alten Notizen aus der Zeit meiner ersten Managementausbildungen und stoße auf das Kürzel »VUCA« für »volatility«, »uncertainty«, »complexity«, »ambiguity« (Unbeständigkeit, Unsicherheit, Mehrdeutigkeit, Komplexität). Ich erinnere mich.

Das VUCA-Konzept entstand im Militärumfeld und wurde in den 2000er Jahren in der Wirtschaftswelt populär. VUCA spricht von den unkontrollierbaren und unvorhersehbaren Veränderungen und Entwicklungen der Märkte. In Zeiten von Instabilität, Unsicherheit und Kontrollverlust, so die Vorstellung von VUCA, sind Unternehmen aufgefordert, ihre Anpassungsfähigkeit zu maximieren, um im Wettbewerb zu überleben. Von *»survival of the fittest«* war die Rede oder *»survival of the quickest«*, Konzepte für mehr Agilität schossen aus dem Boden, *Lean, Scrum, Kanban* etc. waren die Buzzwords. Wortwahl und Tonalität der Rezepte für die Unternehmen klangen oft alarmistisch. Alle sprachen von der unsicheren VUCA-Welt. Das Akronym ist im Managementumfeld noch heute präsent.

Seit einiger Zeit kursiert das Kürzel *BANI* für »brittle«, »anxious«, »non-linear« und »incomprehensible« (brüchig, ängstlich, nicht linear, unverständlich). BANI knüpft ebenfalls an das Thema von Unsicherheit und Instabilität an. Es fokussiert allerdings primär das innere Erleben der Menschen. Mit den ungewissen äußeren Realitäten geraten nach BANI offenbar auch das innere Gleichgewicht der Menschen und die Fähigkeit, mit der Welt klarzukommen, ins Wanken.

Wenn wir über die beiden Begriffe nachdenken, fragt es sich sogleich, welche Vorstellungen, welches Verständnis der Welt und welches Menschenbild ihnen zugrunde liegen.

Das Konzept von VUCA thematisiert das Unvorhersehbare und Unkontrollierbare und entspringt wohl der Erwartung, dass Entwicklungen linear verlaufen und der Lauf der Dinge kalkulierbar, kontrollierbar und sicher ist. Das erinnert an eine eindimensional-mechanistische Vorstellung der Welt – die Welt als Maschine. Ähnliches gilt für BANI. Auch hier schimmert die Sehnsucht nach einer rational erfassbaren Welt durch, einer Welt, die überschaubar und (be-)greifbar ist und klar interpretiert werden kann. VUCA und Co. scheinen das tiefe Verständnis einer umfassend verwobenen, lebendigen, in das unendliche Universum eingebetteten Welt zu fehlen. Die Welt zeigte sich doch schon immer als komplex, dynamisch, nicht vorhersehbar und nicht geradlinig. »If you want to make God laugh, tell him about your plans«, lautet ein alter Ausspruch.

Aus der Perspektive der Allverbundenheit und des untrennbaren Einen nährt sich eine Welt, in der wir in ganz andere Dimensionen des Erfahrens, Erlebens und Fühlens gelangen. In einer solchen Welt erleben wir weit mehr, als wir mit unserem Verstand begreifen.[8] Wir erkennen, dass wir die Dynamiken, Entwicklungen und Prozesse nicht steuern, kontrollieren und erst recht nicht beherrschen können.

In diesem holistischen, also ganzheitlichen, Verständnis und Erfahren der Welt sind wir vielmehr eingeladen,

8 In diesem Sinne auch Hans Peter Dürr: »Wir erleben mehr, als wir begreifen« (Dürr, 2021, S. 14).

das Bedürfnis und den Anspruch nach Kontrolle loszulassen und zu lernen, Vertrauen in den Lauf der Dinge zu haben – was nicht heißen soll, Widrigkeiten und Ungerechtigkeiten gutzuheißen, ganz im Gegenteil: In dieser Erfahrung nehmen wir das Geschehen als Chance wahr, uns weiterzuentwickeln, zu verändern und zu transformieren, hin zu einem höheren Bewusstsein für eine bessere Welt. Dieser Wandel greift und beginnt tief in unserem Innern. Wir wechseln die Richtung: Unser Leben gestalten wir nicht mehr von außen nach innen, sondern umgekehrt. Wir beginnen, aus einer geweiteten Innerlichkeit heraus uns Schritt für Schritt selbst, unser Umfeld, unser Unternehmen und die Welt zu wandeln. Mit diesem inneren *Shift* setzt ein Prozess ein, der uns transformiert, heilt und die Welt auf einer höheren Bewusstseinsstufe zu formen beginnt. Und darin finden wir neue Antworten auf und Lösungen für die Dynamiken und Herausforderungen, auch als Unternehmen.

»Auf dem Marktplatz
Schweigend stand er auf dem Marktplatz
tagein, tagaus im Staube
mit ausgestrecktem rechten Zeigfinger
verspottet von der lauten Menschenschar.
Dann, an einem Tag nach vielen langen Tagen
– niemand gab noch Acht auf ihn – siehe,
da ließ sich nieder auf
seinem rechten Zeigefinger
ein goldener Schmetterling, und saß still.«
Sri Aurobindo (1872–1950)[9]

9 Zit. n. Van Vrekham, 2019, S. 15.

II Bewusstsein und Wirklichkeiten

Es ist heiß an jenem Nachmittag, die Sonne brennt auf meinen Nacken. Ich wandere durch ein geheimnisvolles Wüstental, umgeben von gewaltigen, aus Sandstein bestehenden Felsformationen, die in allen erdenklichen Farbtönen erstrahlen. Die Landschaft ist spektakulär, betörend und wirkt surreal. Riesige Felsen erheben sich steil aus der goldenen Sandwüste. Ich wandere tief ins Tal hinein. Plötzlich nehme ich einen Sog wahr, der mich in ein kleines Seitental hineinzieht. Ich folge diesem, bis das Seitental endet und ich vor einer immens hohen, mächtigen Felswand stehe. Die Schönheit der Felswand, die ständig ihre Farbe ändert – mal wirkt sie rot, dann gelb-ocker, grünlich-hellblau –, bezaubert mich. Mein Körper beginnt zu zucken und zu vibrieren. Eine große Hitze steigt in mir hoch und eine unerhörte Wohligkeit breitet sich in meinem Körper aus. Mein Herz schlägt höher, meine Hände, Füße, Beine, Arme beginnen sich auszudehnen, mein ganzer Körper dehnt sich aus. Es zieht mich die Felswand hoch. Ich dehne mich weiter aus, bis ich realisiere, dass ich mit der Felswand verschmelze. Ich werde eins mit dem Felsen, dem Wüstensand, den dornigen Büschen, der Luft, dem Himmel. Eine subtile, kaum fassbare Wärme weit über das körperlich-sinnlich Wahrnehmbare hinaus durchströmt mich. Ein Zustand tiefster Freude. Und dann höre ich unvermittelt eine Stimme sagen: »Du bist frei. Alles ist möglich.« Die Stimme und die glasklaren Sätze kommen wie aus dem Off, aus einer anderen Dimension, einem unendlichen

Raum. Die Stimme wiederholt die Sätze: Ich bin frei, alles ist möglich, ohne jede Begrenzung. Noch lange bleibe ich bei der Felswand. Nur ganz allmählich kehre ich von meiner Reise in diese andere Dimension zurück.

Während wir die Welt für gewöhnlich mit unseren physischen Sinnen *grobstofflich* wahrnehmen, öffnen sich in anderen Seins-Zuständen neue Dimensionen von Wahrnehmung und Wirklichkeit. Die Erfahrung im Wüstental war wohl eine solche Öffnung. In jenem Moment völliger Präsenz im Hier und Jetzt verschwanden alle gewohnten physischen und mentalen Grenzen. Es tat sich eine Tür zu einer Wirklichkeit auf, in der das Sein in einem unendlichen Ganzen aufzugehen schien und die absolut real wirkte.

Erfahrungen dieser Art werden bisweilen als *mystisch* bezeichnet und seit jeher in allen spirituellen Traditionen beschrieben. In heutiger Zeit kennen wir solche nicht nur, aber vor allem aus Berichten zu Nahtoderfahrungen.[10] Bei diesen Erfahrungen verlassen wir unsere gewohnte Welt und kommen mit anderen Dimensionen in Berührung – wir transzendieren (= Grenzen, einen Bereich überschreiten). Wir fühlen tiefsten Frieden, sind von Liebe und Glück beseelt, haften an nichts an, keinem Kummer, keiner Angst – mag es um uns herum noch so stürmisch sein.

In der Zeit der Wüstental-Erfahrung steckte ich in einer beruflich schwierigen Phase. Ich kündigte die damalige Anstellung, im Gefühl, versagt zu haben. Die Situ-

10 Eindrückliche und populäre Beispiele: Alexander (2016) und van Lommel (2009).

> ation machte mir unerwartet schwer zu schaffen. Ich rang mit Selbstvorwürfen und kam kaum darüber hinweg. Die Erfahrung im Wüstental befreite mich von all den belastenden Gefühlen. Sie versöhnte mich, erschloss mir ungeahnte Quellen von Kraft und Zuversicht und brachte mich in noch tiefere Schichten von Vertrauen. Die Erfahrung ermutigte mich auf meinem weiteren Weg. So entstand Raum für neue Ideen und Vorstellungen meiner Zukunft. Ein paar Monate später wagte ich den Schritt in die berufliche Selbstständigkeit – ein Schritt in neue Freiheiten und zu mehr Selbstbestimmung, vor allem ein Schritt vom Kopf ins Herz, vom Denken ins Fühlen. Die damalige Erfahrung wirkt bis heute als unerschöpfliche Quelle der Kraft nach.

Wie aber ist es möglich, dass wir in so andere Erfahrungswelten, Zustände des Seins, andere Wirklichkeiten gelangen? Was passiert bei solchen erhebenden, transzendenten Erfahrungen?

Der Schlüssel dazu ist unser Bewusstsein.

Bewusstsein ist ein vielseitig verwendeter Begriff, eine allgemeingültige Definition existiert nicht. Geläufig ist die Unterscheidung in Wach-, Schlaf- und Traumbewusstsein oder das neurowissenschaftlich geprägte Verständnis, wonach Bewusstsein im Gehirn lokalisiert und das Ergebnis von Gehirnaktivitäten ist. Dem Begriff des Bewusstseins liegt vorliegend allerdings ein anderes Verständnis zugrunde – ein Verständnis, das weder sinnlich fassbar noch rational erklärbar ist.

Mit Bewusstsein ist hier das eine, alles umfassende Bewusstsein gemeint, das weit über das Menschsein hinausweist, an keine physische Existenz gebunden ist und sich auch nicht in der Sprache abbilden lässt. Dieses eine Bewusstsein ist universell, rein, klar, frei von Inhalt, unzerstörbar und ewig.

Es trägt verschiedene Namen. In einer spirituell-transzendenten Sprache bezeichnen wir es als: reines Bewusstsein, Quelle, Brahman, Buddha-Natur, Urgrund, Leerheit, höchste Intelligenz, Christusbewusstsein, göttliches Bewusstsein, Gott. In einer wissenschaftlich orientierten Sprache – auch hier steht wiederum die Perspektive der modernen Physik im Vordergrund – ist die Rede von Quantenfeld, Potenzialität, Wahrscheinlichkeitsfeld, zentraler Ordnung oder Erwartungsfeld, das als kollektives Feld im Hintergrund wirkt.

Dieses eine reine Bewusstsein können wir Menschen fühlen, empfinden, erfahren – ja, im Geflecht des All-Einen sind wir Teil davon, oder besser Teilhabende daran. Dieses reine Bewusstsein ist für alle Menschen erfahrbar – allerdings nicht mit unserem Verstand. Es entzieht sich unseren Denkkategorien und lässt sich auch nicht in Worte, Begriffe oder Konzepte fassen. Dieses eine, absolute Bewusstsein liegt jenseits des menschlichen Vorstellungsvermögens.[11]

Wie tief, intensiv und klar wir dieses allem zugrunde liegende Bewusstsein erfahren können, ist unterschiedlich und hängt unmittelbar von unserem individuellen Zustand des Gewahrseins ab, von unserer inneren Präsenz, unserem je individuellen Bewusstsein, das wir als *Sein-Bewusstheit* oder *Selbst-Bewusstheit* bezeichnen können.

11 So insbesondere Sri Aurobindo, vgl. Van Vrekham (2014, S. 74).

Dieses individuelle Bewusstsein ist unserer Wahrnehmung vorgelagert. Es wirkt wie ein Filter und kann sich in Bezug auf unser Wahrnehmen erweitert oder begrenzter zeigen – je nach Moment und je nachdem, wo wir in unserem Leben und unserer Entwicklung stehen (siehe Kap. VIII).

Aus diesem Bewusstsein speist sich unsere Perspektive auf uns selbst, auf die Welt, auf das große Ganze. Unser Bewusstsein wirkt so als fundamentales Prinzip. Es steht am Anfang jeder Art von Wahrnehmung, jeden Fühlens, jedes Denkprozesses, jeder Erfahrung – und damit am Beginn dessen, was wir als Wirklichkeit bezeichnen.

Wirklichkeit ist mithin eine Frage unseres Bewusstseins und der damit zusammenhängenden Wahrnehmungsmöglichkeiten. Wirklichkeit ist damit nicht etwa eine objektivierbare Kategorie oder etwas, das »da draußen« unabhängig von uns existiert. Es sind immer wir selbst, die Wirklichkeit erzeugen. Wir sind Schöpfer:innen unserer eigenen Wirklichkeit. Sie ist Teil von uns und wir Teil von ihr.

Was aber erleben wir als wirklich?

Als wirklich bezeichnen wir im Allgemeinen das, was wir in unserem alltäglichen Sein wahrnehmen. In unserem Kulturraum ist es die auf die Wahrnehmung des physischen Körpers ausgerichtete Erfahrung, die dreidimensionale Welt von Raum und Zeit, die Welt der Objekte, die wir sehen, hören, riechen, schmecken und ertasten können. In diesem *Alltagsbewusstsein* gehen wir davon aus, dass die Welt gegenständlich ist und aus physisch greifbaren Dingen besteht, die unabhängig voneinander und von uns Menschen existieren. Wir erleben uns in einer Subjekt-Objekt-Beziehung zur Welt, als Individuum getrennt von einer Welt im Außen. Dabei spielt der Verstand eine bedeutende Rolle. Er denkt, ordnet, sortiert, vergleicht, findet Begriffe und kategorisiert die Welt nach kausalen Zusammenhängen. Mit unserem Verstand zerlegen wir die Dinge, diagnostizieren, interpretieren und bewerten. Wir orientieren uns an dem, was wir messen können. Nicht-Messbares bleibt im Hintergrund.

Auch das Bild von uns selbst ist von unserem Alltagsbewusstsein geprägt. Unser Selbstbild richtet sich nach den gesellschaftlichen Erwartungen, den Prägungen und unserer Sozialisation. Mit dieser *Ich*- oder *Ego-Identität* – der gleichsam harten Schale unseres Selbst – und ihren Aspekten wie Ansehen, berufliche Rolle, Status etc. sind wir ebenso wie mit unseren Gedanken, Gefühlen und unserem Körper primär identifiziert. Diese harte Schale unseres Selbst bewegt sich ständig in der Zukunft oder

in der Vergangenheit. Den Augenblick im Hier und Jetzt kann die vom Verstand geleitete Ego-Identität nicht wahrnehmen. Sie kann auch keine Unendlichkeit, nicht das reine ewige Bewusstsein erfahren. Sie wirkt so wie ein Schleier, der dieses Zeit- und Formlose, diese leuchtende Weite von uns verborgen hält.

Im Alltagsbewusstsein sind wir von Bedürfnissen und Wünschen geleitet. Wir hadern, wenn sich Wünsche und Vorstellungen nicht erfüllen. Der Fluss des Lebens gerät ins Stocken. Wir verlieren das Vertrauen, anstelle dessen treten Sorgen und Ängste. Unser Alltagsbewusstsein trennt uns von dem, was wir über die Ego-Identität hinaus sind. Denn wir sind weit mehr als diese harte Schale, unsere Konditionierungen, unsere Rolle in Beruf, Gesellschaft und im Privaten.

Die Alltagserfahrung des Getrenntseins wird im Buddhismus und in der monistischen Advaita-Vedanta-Philosophie als Ausdruck eines Dualismus verstanden, nämlich als künstliche Aufspaltung der materiellen Welt in unversöhnliche Gegensätze: gut–böse, Liebe–Hass, Täter–Opfer etc. Diese konstruierte Zweiheit (Sanskrit = Dvaita) gilt es zu überwinden, zu versöhnen und zum einen großen Ganzen zu integrieren.[12, 13]

Unser Alltagsbewusstsein verdeckt oft, wer wir Menschen in unserem Wesen wahrhaftig sind. Denn jenseits dieser begrenzten Sicht sind wir einzigartige, kooperative, mitfühlende, multidimensionale Wesen. Das Alltagsbewusstsein trennt uns von unserem subtilen, weichen Kern, der über feinste Wahrnehmungskanäle verfügt und uns ermöglicht, in andere Wirklichkeiten zu transzendieren und in diese einzutreten.

Als Teil und Teilhabende am großen Ganzen haben wir Zugang zu anderen Bewusstseinsebenen und damit zu anderen Wirklichkeiten. Indem wir transzendieren und uns für diese Bewusstseinsebenen öffnen, erschließen sich uns aus diesen anderen Wirklichkeiten neue Quel-

12 Vgl. dazu auch Armin Risi (2021, S. 206 ff.), der insbesondere auch auf den bedeutenden Unterschied von Dualität und Polarität hinweist (vgl. Risi, 2021, S. 175 ff.).
13 Im Buddhismus und im monistischen Vedanta wird die dualistische Sicht auf die Welt grundsätzlich als Täuschung und Illusion *(Maya)* verstanden. Innerhalb dieser Geistesströmungen wird indes vielfach zu Recht darauf hingewiesen, dass Maya immer auch der schöpferische Aspekt von Brahman ist, weshalb es unzutreffend ist, diesen als Illusion oder Folge von Unzulänglichkeit zu verstehen (vgl. Govinda, 2007, S. 62). Ähnlich auch die welt- und lebensbejahende Philosophie von Sri Aurobindo, der die Schöpfung als göttlichen Ausdruck beschrieb und bei dem zu lesen ist: »In jedem Elementarteilchen ist die Gottheit mit all ihrer Kraft anwesend« (zit. n. Van Vrekham, 2014, S. 75).

len an Informationen. Wir können Impulse, Einfälle, Eingebungen oder Antworten auf längst gestellte Fragen empfangen oder Lösungen erkennen, nach denen wir schon lange gesucht haben (siehe auch Kap. III). Die Informationen erscheinen in großer Klarheit und Eindeutigkeit. Das kann sehr überwältigend sein – so wie die Erfahrung im Wüstental.

Mit dem Zugang zu anderen Wirklichkeiten verfügen wir über wundervolle Möglichkeiten, aus denen wir unendlich schöpfen können. Hierin liegt das eigentliche Potenzial der Weiterentwicklung und Wandlung von uns Menschen. In der gewohnten *rational-materialistischen* Perspektive bleibt uns dieser Reichtum verschlossen. Nicht selten verschließen wir uns diesem unbegrenzten Potenzial unbedacht und vergeben uns – oft ohne jede Not – unermessliche Chancen.

Wir tragen alle die Möglichkeit in uns, unser Bewusstsein in neue Bahnen zu lenken, um Neues zu schöpfen, zu kreieren und Dinge zu verändern. Auch wenn die konkreten Lebensumstände, die persönliche Lebensgeschichte, soziale und gesellschaftliche Bedingungen den Prozess unterschiedlich leicht oder schwer machen können: Das Potenzial ist da.

Wenn wir im Unternehmen einen Wandel initialisieren und neue Wege gehen wollen, dann steht am Anfang immer ein solch verändertes, neues Bewusstsein. Die Gestaltung und Ausrichtung des Unternehmens zu verändern, bedeutet stets, dass wir unser Bewusstsein – sowohl individuell und als auch als Kollektiv – erweitern, dass wir transzendieren, um so in neue Dimensionen von Wirklichkeit, Wissen und Weisheit vorzudringen. Nur so können tiefgreifende Veränderungen im Unternehmen gelingen.

Ich hatte jüngst die Gelegenheit, das Unternehmen Sonett an seinem Hauptsitz unweit vom Bodensee zu besuchen, Gespräche mit der Geschäftsführung zu führen und einen Rundgang durch Produktionsräume zu machen.

Sonett wurde 1977 als einer der ersten Hersteller ökologischer Wasch- und Reinigungsmittel gegründet, aus dem Impuls und als Reaktion auf die zunehmend starke Grundwasserverschmutzung. Das Unternehmen konnte sich bald als internationaler Vorreiter für ökologisches Waschen und Reinigen etablieren und ist heute weltweit in 43 Ländern tätig.

Sonett verfügt über einen beispielhaften ethischen Werte- und Orientierungsrahmen. Die Verantwortung für die Gesundheit des Wassers und der ganzen Natur entspringt tiefer Überzeugung und bildet Identifikationsmotiv. So ist Sonett überzeugt, dass nur ein konsequent an Idealen ausgerichtetes Unternehmertum wahrhaft zukunftsfähig ist, nur so die Zerstörung der Natur aufgehalten, umgekehrt und in Aufbauimpulse verwandelt werden kann.

Das Unternehmen versteht sich als Wesen, als einen lebendigen Organismus und als eine Entwicklungsgemeinschaft, die in Einklang mit der Natur wirkt. Die gesamte Unternehmensgestaltung orientiert sich am Wohl der Umwelt. Sonett betont das Miteinander auf Augenhöhe und orientiert sich an der Idee des Verantwortungseigentums. Es werden keine Gewinne ausgeschüttet, und das Unternehmen kann weder verkauft noch vererbt werden. In der maschinellen Produktion arbeitet Sonett mit der Inversionsbewegung des sogenannten Oloids anstelle von Leben angreifenden Zentrifugalkräften der gewöhnlichen maschinellen Rotation. Das Oloid ist eine Leben fördernde Technik, die das in die Natur zurückfließende Wasser rhythmisiert und diesem einen natürlichen Impuls zurückgibt.

Bewusstsein erzeugt Wirklichkeit. Sonett ist ein sehr schönes Beispiel, wie im unternehmerischen Kontext ein paradigmatischer Wandel möglich ist und neue Wirklichkeiten zum Wohle der Natur, der Umwelt, der Menschen und uns aller geschaffen werden.

»Das Erdenleben ist kein Absturz
in den Schlamm [...].
Nein, es ist die Bühne,
auf der sich die Entfaltung des Seienden
abspielt, die bis zur Offenbarung
eines höchsten spirituellen Lichts
und einer Macht,
einer Freude und eines Einsseins fortschreitet,
die aber auch in sich die mannigfaltige
Verschiedenheit des sich selbst
verwirklichenden Geistes enthält.«
Sri Aurobindo[14]

14 Zit. n. Van Vrekham, 2019, S. 20.

III Schöpfer:in und schöpferisch sein

Wir sind Schöpferin und Schöpfer unseres Lebens. Wir sind frei in unseren Entscheidungen. Die Gestaltung unseres Lebens liegt in unserer Hand. Die Vorstellung, dass der Mensch ein freies Wesen ist, ist gerade in den östlichen Traditionen ein zentrales Motiv.

> Ich suche nach einer passenden Textstelle in den Upanishaden, einer Sammlung philosophischer Texte und jüngster Teil der vedischen Schriften, niedergeschrieben zwischen 700 und 200 v. Chr. – ein unendlicher Fundus an erhebenden Weisheiten. Ich zitiere aus den Mundaka-Upanishaden, III.1.,1–3 (Easwaran, 2008, S. 161):

»1 Wie zwei goldene, in engster Freundschaft auf ein und demselben Baum
thronende Vögel wohnen das Ego und das Selbst
in demselben Körper. Das Erstere isst die süßen und sauren Früchte vom Baum des Lebens, während das Letztere innerlich losgelöst zusieht.
2 Solange wir meinen, wir seien das Ego,
fühlen wir uns anhaftend und gebunden und verfallen in Kummer.
Aber werde inne, dass du das Selbst bist, der Herr [die Herrin] des Lebens, und du wirst gewisslich von Kummer befreit.
3 Sobald du dessen innewirst, dass du das Selbst bist,
die höchste Quelle des Lichts, die höchste Quelle der Liebe,

transzendierst du die Dualität des Lebens
und trittst in den Vereinigungszustand ein.«

»Herrin«, »Herr« des eigenen Lebens zu sein, heißt im Verständnis der vedischen Philosophie, den Weg der Befreiung zu gehen, sich von Anhaftungen, Gier und Verlangen loszusagen. Denn stets geht es darum, sich durch diesen Entwicklungs- und Emanzipationsprozess zu einem friedvollen Menschen zu entwickeln und zu einem weisen Menschen im Dienste anderer heranzureifen.

Wir sind die Schöpfer:innen unseres Lebens. Und als solche sind wir Wesen mit einem unendlichen kreativen Potenzial. Dieses beschränkt sich nicht auf Kunst und Wissenschaft, sondern umfasst das gesamte Leben in all seinen Bereichen. Wir können diese immense Gestaltungskraft punktuell erfahren. Ein Impuls, eine Idee oder eine Lösung kann auf einem Spaziergang durch den Wald, bei der Gartenarbeit, beim Blick auf das weite Meer oder mit der schnurrenden Katze auf dem Schoß hochkommen. Wir können aber auch ständig mit diesem Fluss der schöpferischen Kraft verbunden sein. Die Schöpferkraft in uns ist ähnlich einem Samen, der in der Erde vergraben ist. Er ist zunächst unsichtbar, doch hat er einen inneren Drang, in die Welt zu wachsen und sich zu zeigen. Mit unserer Pflege und in einem Moment stimmiger Umstände – wie Sonnenschein oder Regen, um im Bild zu bleiben – beginnt er zu keimen, bricht durch die Erde und entfaltet sich zu einer prachtvollen Pflanze, einem Baum, der Früchte trägt, die wiederum neue Samen für weiteres Wachstum in sich tragen.

Was uns als plötzliche Eingebungen oder Geistesblitze erscheint, wird aus psychologischer Sicht oft als das Ergebnis eines längeren, verborgenen Reifungsprozesses angesehen. Die Kreativitätsforschung spricht in diesem Zusammenhang von einer *Inkubationsphase* und meint damit den Zeitraum, in dem der Prozess zur Lösung eines Problems im Verborgenen gärt, ohne dass der bewusste Verstand aktiv daran arbeitet (vgl. unter anderem Csikszentmihalyi, 1997, S. 145 f.). Nach dieser Phase kann es zu einem überraschenden Aha-Erlebnis oder einem unvermittelten kreativen Durchbruch kommen.

Aus transzendenter Sicht entspringen solche kreative Momente nicht der dreidimensional erfahrbaren, rationalen Welt. Die Wohnstätte dieser schöpferischen Kräfte liegt vielmehr in anderen Wirklichkeiten, in anderen Ebenen, zu denen wir über ein geweitetes Bewusstsein Zugang haben können (siehe Kapitel II). In vielen spirituellen Traditionen werden die schöpferische Kraft und Kreativität als eine Art göttlicher Fluss oder die Manifestation einer höheren Ebene angesehen.

Sehr explizit finden wir diese Vorstellung beim großen indischen Gelehrten, Mystiker und Dichter Sri Aurobindo. Nach Aurobindo ist der Mensch in seiner höchsten Form *Schöpfer,* mit der Fähigkeit, die höhere Wirklichkeit in die materielle Welt zu bringen. Kreativität ist für Aurobindo ein Akt des Bewusstseins – der kreative Mensch schöpft aus den Quellen höheren Bewusstseins (vgl. Van Vrekham, 2014, S. 78 ff.). Ähnliches ist beim Yogameister Swami Vivekananda (1863–1902) zu lesen. Nach Vivekananda trachtet jeder Mensch – bewusst oder unbewusst – danach, sein göttliches Potenzial zu entfalten. »Der Mensch ist«, schreibt er, »wie eine endlose Sprungfeder, die in einem Kasten zusammengepresst ist und versucht, sich auszudehnen« (Vivekananda, 2010, S. 44.).

Von zahlreichen Künstler:innen wie Komponist:innen, Maler:innen, Dichter:innen etc. wird berichtet, dass sie sich bei ihrem Wirken einem göttlichen Strom angeschlossen fühlen. Viele verstehen ihren schöpferischen Prozess weniger als bewusste Leistung, sondern erkennen diesen als eine Art Kanal zu etwas Größerem. Als berühmte Beispiele gelten Wolfgang Amadeus Mozart, Rainer Maria Rilke, Hilma af Klint oder Wassily Kandinsky.

Ein vielleicht nicht ganz so berühmtes, aber nicht weniger eindrückliches Beispiel ist die Schweizerin Emma Kunz (1892–1963), Forscherin, Heilerin und Künstlerin. Emma Kunz' Bildwerk besteht aus großformatigen Zeichnungen, die sie mittels Pendel auf Millimeterpapier festhielt. Die Bilder zeichnen sich durch exakte symmetrische Anordnungen der Bildelemente aus und wirken ausgesprochen detailgenau. Dennoch schuf Emma Kunz ihre Gemälde in rasantem Tempo, ohne Berechnen, Abzählen oder Messen, sondern durch ein reines Ausführen ihrer unmittelbaren geistigen Eingebungen. Emma Kunz verstand ihre Bilder als Hologramme, die ihr verschlüsselte Informationen vermittelten. Diese konnten geistiger Natur sein, die Lösung einer Krankheit beinhalten oder eine politische Situation und die sich daraus ergebenden Folgen erklären (vgl. Meier, 1998, S. 28 f.).

> Mir kommt das Buch »Kreativität« vom Mihaly Csikszentmihalyi in den Sinn. Ein Buch, das ich in den 1990er Jahren mit großem Interesse las. Ich nehme es aus dem Büchergestell. Es ist leicht verstaubt, der Buchblock vergilbt. Ich will nochmals in das Buch eintauchen; ich frage mich, ob der Psychologe Csikszentmihalyi in seiner damaligen Forschungsarbeit Bezüge zur Spiritualität herstellt.

Csikszentmihalyi untersuchte, wie kreative Prozesse entstehen und welche Faktoren sie fördern. Eine zentrale Idee dabei ist die des *Flows*. Wir alle kennen den Begriff und verwenden ihn im Alltag womöglich hin und wieder. Csikszentmihalyi beschreibt Flow als einen Zustand völliger Vertiefung in und Hingabe an eine Tätigkeit, bei der wir unsere Fähigkeiten und Möglichkeiten voll ausschöpfen und vollständig in der Aufgabe aufgehen. Wir gehen in einen Zustand von Zeitlosigkeit und großer Konzentration, sind zugleich tief entspannt und locker, beseelt von Gefühlen von Freude und Glück. Csikszentmihalyi beschreibt Flow auch als Zustand der Selbstvergessenheit, als eine Art höheren Zustand des Seins, bei dem wir aus dem Alltag heraustreten und »für einen Moment Teil eines größeren Ganzen« werden (vgl. Csikszentmihalyi, 1997, S. 165 f.). Ohne dass Csikszentmihalyi selbst einen direkten Bezug zu metaphysischen Vorstellungen bestätigt, scheint der Idee des Flows eine transzendente Natur innezuwohnen.

Die Übergänge im kreativen Prozess hin zu Momenten des Flows und der Transzendenz verlaufen meist fließend. Oft genügt schon ein leichtes Transzendieren, um in andere Bewusstseins- und Wahrnehmungsebenen zu gelangen und den tief schöpferischen Kanal zu öffnen. Das klingt einfach, dennoch fällt es uns in der Praxis schwer. Denn eines ist unabdingbar: Wir benötigen einen entspannten, ruhigen Geist, einen Moment, in dem wir die Gedanken beruhigen und dem Verstand eine Pause gönnen.

Kurzum: Wir benötigen Stille.

Wirklich schöpferisch zu sein gelingt uns vor allem dann, wenn wir aus der Alltagsroutine ausbrechen, den Gedankenstrom zur Ruhe bringen, uns nach innen wenden und uns dem, was sich zeigen will, vollkommen hingeben. In Zeiten endloser Flut an äußeren Reizen ist dies eine Herausforderung. Unsere Gedanken sind oft nicht zu bremsen, Gedankenruhe in unserem verplanten Alltag ein rares Gut. Auch innere Prozesse hindern uns, in die Ruhe, Lockerheit und Entspanntheit zu kommen. Wir fühlen uns nicht selten unter Druck, richten hohe Erwartungen an uns selbst, sind überkritisch, unnachgiebig und wenig wertschätzend mit uns, machen uns finanzielle Sorgen oder hegen Zukunftsängste. Wir sehen uns oft auch als Opfer ungünstiger Umstände oder fühlen uns in Entscheidungsprozessen Sachzwängen ausgeliefert. Unsere Gedanken kreisen um Probleme, und wir erzählen uns selbst und anderen die immer gleichen schwierigen Geschichten, bis unsere *Narrative* real werden. Wir drehen uns im Kreis, oft in einer Teufelsspirale. All das erzeugt große Unruhe und versetzt uns in Daueraufruhr. Wir versinken in unserem Leid – und vergessen, dass wir die Schöpfer:innen unseres Lebens sind.

Wir können unser Leben dezidiert auf die unerschöpfliche Quelle der Kraft und Inspiration ausrichten und unsere Schöpferkraft fortlaufend stärken, ja sie kultivieren. Hilfreich ist es dann, wenn wir uns regelmäßig in Zustände von Transzendenz begeben. Jede transzendente Erfahrung nährt unser *schöpferisches Energiefeld.* Je stärker das Feld, desto rascher und tiefer gehen wir in Verbindung mit unserer schöpferischen Quelle.

»In the Stillness of My Mind
I Meet My Creator
In the Stillness of My Heart
I Become My Creator

In the Stillness of the Moment
I Create ... and Fall in Love with It.«
Patrick Moulin[15]

Um uns mit dem Strom der Schöpferkraft zu verbinden und das kreative Energiefeld zu stärken, bietet sich vielerlei an: der Aufenthalt an einem stillen Ort, sei es in der Natur, auf einer blühenden Wiese, in den Bergen, im Wald, an einem Gewässer, in einem sakralen Raum und vieles mehr.

Einen besonders geeigneten und wirksamen Rahmen bietet die stille Meditation – sitzend am Boden oder auf einem Stuhl. Die stille Sitzmeditation kann das Kernstück einer regelmäßigen Praxis sein, in die wir uns täglich zum Beispiel morgens während rund zwanzig bis dreißig Minuten begeben – oder auch zweimal pro Tag morgens und abends. Jede und jeder ist eingeladen, seine ganz eigene Praxis zu finden. Auch kürzere Sequenzen der Stille sind kraftvoll – überhaupt: Jeder Augenblick der Zentrierung ist kostbar, so auch vor jedem Gespräch, Meeting oder in einem Entscheidungsprozess.

In der stillen Meditation gewinnen wir Abstand zum Alltag, zum gewohnten Denken, zu unserem Körper und unseren Emotionen. Wir gönnen uns eine *Alltagspause,* eine Pause vom Alltagsbewusstsein. Wir verlassen die gewohnte Körper-Verstand-Identität, lenken unsere Aufmerksamkeit tief nach innen und gelangen vom denkenden Geist in das Erleben reinen Seins. Stilles und bewegungsloses Meditieren heißt, körperlich und geistig vollends entspannt zu

15 Moulin, 2014, S. 11.

sein und absolut nichts zu tun. Wir werden ganz ruhig. Das Gewahrsein im Außen tritt in den Hintergrund, wir lassen jede Anspannung und jede *Ich-Begrenzung* los. Wir öffnen uns für ein *Ich-loses Sein*, schmelzen in den Herzraum und treten ein in die innere, lichtvolle Weite eines höheren Bewusstseins, in einen rein empfangenden Zustand. Wir versinken in das zeitlose Licht reinen Seins und überlassen den Fluss der Dinge sich selbst. Wir verbinden uns mit höheren Dimensionen, mit dem großen Ganzen, der Quelle allen Seins. Wir verschmelzen mit dem, was größer ist als wir selbst. Wir erfahren den weichen Kern unseres Selbst, erleben reines Sein in unserem Herzen, empfinden tiefen Frieden, Freude und Glück. Wir kommen nach Hause.

Wenn wir in die Stille gehen, ist unsere innere Haltung von großer Wichtigkeit. Unsere Momente der Stille sind getragen von einer liebevoll-wertschätzenden Haltung uns selbst und der Welt gegenüber. Wir lächeln innerlich. Wir lächeln uns selbst und die Welt an.

Eine Meditation in der Stille wirkt reinigend und belebend. Sie stärkt unsere schöpferischen Kräfte, unser (Mit-)Fühlen, unsere Zuversicht und Freude, unser Sein in der Welt.

Es gibt viele verschiedene Herangehensweisen in der Meditation. Hier sollen ein paar Grundformen der Stille-Praxis im Sitzen nur angedeutet werden (vgl. dazu auch Roth, 2022, S. 22):

- Konzentrierte Aufmerksamkeit: Wir lenken die Aufmerksamkeit auf ein Objekt und üben, uns in diesem Fokus zu halten, mit dem Ziel, frei von Gedanken zu werden. Wir fokussieren zum Beispiel unseren Atem, eines unserer Chakren (Energiezentren), das dritte Auge oder anderes.

- Nicht wertendes Beobachten: Wir beobachten unsere Gedanken, Gefühle, Impulse etc., ohne diese zu bewerten. Wir lassen diese kommen und wieder ziehen. Wir nehmen einfach nur wahr, bleiben ruhig, unberührt und gegenwärtig.
- Ruhevolle Wachheit oder automatisches Transzendieren (Grundlage der Transzendentalen Meditation): Wir erlauben dem denkenden Geist, in seinem eigenen Zustand der inneren Ruhe auf den tiefsten Bewusstseinsebenen anzukommen. Dort angekommen, transzendieren Gedanken und Gefühle. Wir überlassen den Geist gleichsam sich selbst.
- Liebende-Güte-Meditation oder Metta-Meditation, eine der ältesten Meditationsformen des Buddhismus: Wir praktizieren liebende Güte und bedingungslose Liebe für uns selbst und andere, indem wir entsprechende Sätze rezitieren, entsprechende Bilder visualisieren und anderes, dazu dieses erhebende Güte-Gebet:

»Mögen wir – alle Menschen, Tiere, Pflanzen, Wesen
in allen Welten und Dimensionen –
glücklich sein,
mögen wir gesund sein,
mögen wir in Liebe sein,
mögen wir frei sein,
mögen wir beschützt sein und
mögen wir in großem Frieden sein.«

Eine besondere Form der Meditation ist die *Pflanzenmeditation.* Sie ist eine kraftvolle Übung – nicht nur, um sich einer Pflanze und ihrem Wesen zu nähern, sondern auch, um in eine andere Dimension von Bewusstsein und eine andere Wahrnehmung zu gelangen.

Pflanzenmeditation
Gehe in die Natur, in deinen Garten, in den Wald oder die Wildnis und suche dir einen Ort, an dem du ungestört bist.

Nimm eine Sitzunterlage oder Decke mit, was immer es braucht, damit du dich eine Stunde lang rundum wohlfühlst und dich voll und ganz auf dein Gegenüber, die Pflanze, einlassen kannst. Nimm auch etwas zum Schreiben und Zeichnen mit, um deinen Eindrücken und Assoziationen Ausdruck geben zu können.

Lass dich von einer Pflanze einladen, dich zu ihr zu setzen.

Die Erstbeste, zu der deine Aufmerksamkeit geht – lasse dich auf sie ein. Vielleicht ist sie nicht so groß oder üppig blühend, wie du sie dir vorgestellt hast, doch sie wird genau die richtige für diesen Moment sein. Wenn es dir liegt, kannst du sie begrüßen, dich kurz vorstellen und ihr sagen, was dich zu ihr führt.

Lasse dich nieder und beginne mit einer Beobachtung der Pflanze. Schaue dir aufmerksam ihren Wuchs, ihre Farben, ihr Umfeld, in dem sie wächst, an. Wie ist ihr Duft? Wie verhält sie sich im Wind, zur Sonne? Welchen Standort hat sie sich ausgewählt? Welche Insekten besuchen sie?

Während du sie eingehend betrachtest, beobachte dich selbst.

Welche Assoziationen, Erinnerungen, inneren Bilder, Gedanken steigen in dir auf? Wie geht es deinem Körper? Bist du ruhig oder unruhig? Ist dir langweilig, bist du müde, völlig begeistert? Welche Gefühle steigen in dir auf?

Folge Impulsen, zum Beispiel dich hinzulegen, die Perspektive zu wechseln, ein Gedicht zu schreiben.

Nach einer eingehenden Beobachtung schließe die Augen und stelle dir vor, wie du dich mit der Pflanze über die Atmung verbindest. Ein Kreislauf von gegenseitigem Aufnehmen durch den Atem, ein- und ausatmend den anderen in sich aufnehmend.

Nimm weiterhin deine Impulse, Gefühle, Assoziationen, Gedanken, Körperwahrnehmungen wahr.

Vielleicht hast du eine Frage an die Pflanze, dann stelle sie.

Es ist hilfreich, deine Wahrnehmungen und Eindrücke aufzuschreiben.

Bleibe eine Stunde mit der Pflanze. Vielleicht schläfst du ein, vielleicht bist du hellwach und zeichnest die komplette Pflanze, vielleicht empfängst du Antworten auf Fragen. Wie auch immer du diese gemeinsame Stunde verbringst, sie wird euch beide nähren.

Alle Pflanzen freuen sich über und wünschen sich unsere Aufmerksamkeit. Unsere Hinwendung, unser Respekt und unsere Wertschätzung sind nährend für sie.

Frage die Pflanze, ob es etwas gibt, das du für sie tun kannst.

Verlasse den Ort nicht, wenn dir langweilig wird. Langeweile ist immer nur eine *lange Weile*. Verweile und erwarte den Moment, der diesem langen Augenblick folgt. Langeweile ist ein wichtiges Momentum, um sich auf eine andere Ebene begeben zu können.

Verabschiede dich nach einer Stunde von der Pflanze und bedanke dich bei ihr.

Eine erfüllte und inspirierende Begegnung![16]

16 Text von Ellen Voges, Plant Spirit Medicine Healer.

IV Gedankenkraft und Herzintelligenz

Die Erfahrung tiefsten Verbunden-Seins lehrt uns, dass wir Menschen Teil des großen Ganzen und mit unserem Körper, unseren Gedanken und unserem Fühlen im ständigen Austausch mit der Welt sind. In unserer rationalen und materialistisch geprägten Weltsicht schenken wir diesem Aspekt kaum je Aufmerksamkeit.

Betrachten wir zunächst unsere Gedanken. Es ist erstaunlich, wie viele Gedanken wir täglich denken. Die genaue Anzahl ist zwar nicht nachgewiesen, dennoch wird vielfach von mehreren Zehntausend Gedanken pro Tag ausgegangen. Was wir aus Studien genauer wissen: Die meisten unserer Gedanken sind wiederkehrend und richten sich nicht etwa auf die Gegenwart, sondern kreisen um Vergangenes oder Zukünftiges.[17]

Daraus entsteht eine Gedankenroutine, bei der wir uns im immer gleichen Kreis drehen – in einem Gedankenkarussell, das unser Fühlen und Erleben stark einengt und unsere Lebendigkeit dämpft.

Unsere Gedanken sind Spiegel dessen, wie wir in Beziehung zu uns selbst, zu anderen und zur Welt stehen. Wichtig ist deshalb, dass wir unsere Gedanken und Gedankenmuster beobachten und diese erkennen, nicht um sie zu bewerten, aber um sie zu lenken und bewusst auszurichten.

17 Die Forschung spricht unter anderem von Gedankenwandern (Mind Wandering). Weiterführend insbesondere Killingsworth und Gilbert (2010).

Dass wir mit unseren Gedanken unser Wohlergehen positiv beeinflussen können, lehren uns zahlreiche Traditionen. Der Geist, so heißt es insbesondere in buddhistischen Schriften und im Yoga, formt unser Erleben. Wenn wir positive Gedanken kultivieren, ziehen wir positive Erfahrungen in unser Leben. Haften wir negativen Gedanken an, folgt Leiden auf dem Fuß. Diese Vorstellung findet sich beispielsweise in den *Dhammapada*, eine Sammlung der authentischen Lehren des Buddha und die vermutlich meist gelesene Schrift im Buddhismus, bestehend aus 423 Versen. In den Versen 33–43 zum Geist heißt es (Schiekel, 2020, S. 26 f.):

»36 Schwer zu erkennen ist der Geist,
Er wandert nach seinem Belieben.
Es ist weise, ihn zu behüten,
Und ihn zu schützen, führt zum Glück.

37 Der umherwandernde Geist,
Im Körper wohnend und doch nicht fassbar,
Wer diesen Geist bemeistert,
Wird frei von Maras[18] Fesseln.

38 Ein Mensch, der unstet ist im Geist,
Ohne Vertrauen und ohne Klarheit,
Und der die Edle Lehre nicht versteht,
In dem kann keine Einsicht wachsen.

43 Dein Vater und deine Mutter
und jene, die dich lieben,

18 *Mara* seht im Buddhismus für den Tod im weiteren Sinne und Unheil.

Vermögen dir niemals so sehr zu helfen
Wie dein eigener Geist,
Wenn du ihn auf das Heilsame richtest.«

Mit der positiven Ausrichtung unserer Gedanken können wir unsere Ziele, Wünsche und Anliegen verstärken. Das Umgekehrte gilt für negative Gedanken. Wer fortwährend sorgen- oder angstvoll in die Zukunft blickt, läuft Gefahr, entsprechend negative Erfahrungen anzuziehen. Gedanken sind ausgesprochen kraftvoll – in beide Richtungen, positiv und negativ. Es liegt an uns, unseren Gedankenstrom positiv zu orchestrieren und auszurichten. Darin können wir uns üben. Durch Gedankenstille, Fokussierung, Affirmationen und anderes.

Im Rahmen von Einzelcoachings formuliere ich für Menschen gerne Affirmationen, verbunden mit der Einladung, sich diese während 42 Tagen morgens nach dem Aufstehen und abends vor dem Schlafengehen selbst laut vorzulesen.

Dazu das Beispiel von Affirmationen für einen Menschen, bei dem es um die Stärkung des Selbstwerts und der Selbstliebe ging:

- Ich bin vollkommen gesund und strahle von innen heraus.
- Alles kommt jetzt leicht und mühelos zu mir.
- Ich bin entspannt.
- In meiner Arbeit leiste ich viel.
- Was ich leiste, ist von unermesslichem Wert für mein Unternehmen und mein Team; meine Arbeit wird anerkannt und in hohem Maß geschätzt.
- Was ich leiste und gebe, ist gut genug.

- Ich bleibe gelassen und souverän, auch bei kritischem Feedback.
- Kommen alte Muster, Ängste und Ärger hoch, atme ich dreimal tief durch und lasse diese Empfindungen einfach durch mich fließen.
- Ich bin es wert, das Beste im Leben zu erhalten, und ich nehme es jetzt an.
- Ich bin es wert, zu lieben und geliebt zu werden.
- Alles Leben ist mein Lehrer.
- Ich befreie mich von den Fesseln der Angst und Sorgen.
- Alles, was ich brauche, ist in mir.
- Ich bin Schöpfer:in meines Lebens.
- Mein Blick ist klar und weit.
- Meine Energie fließt frei.
- Mein Herz ist offen.
- Ich lebe in großem Frieden.
- Ich fühle mich verbunden in Liebe und Freiheit.
- Ich erfahre Liebe von allen Seiten.
- Ich liebe das Leben.
- Ich vertraue.
- Alles ist gut.

Eine große Kraft geht auch vom Herzen aus. Unser Herz ist mehr als ein starker Hohlmuskel, der das Blut in unseren Blutkreislauf pumpt. Es ist vielmehr multidimensional und imstande, ausgesprochen kraftvolle elektromagnetische Wellen und Schwingungen zu erzeugen – um ein Mehrfaches stärker als Gedanken. Das Herz vermag das größte Energiefeld zu erzeugen. Das Herz-Energiefeld dehnt sich für gewöhnlich zwei bis fünf Meter aus, kann sich aber kilometerweit in den Raum ausweiten. Das HeartMath

Institute in Kalifornien/USA forscht dazu seit mehr als dreißig Jahren.

Die Forschenden des HeartMath Institute entdeckten früh, dass das Herz über ein eigenes intelligentes System verfügt, die sogenannte Herzintelligenz oder das *Herzgehirn*. Herz und Gehirn stehen zudem in einer *bidirektionalen* Kommunikation, wobei das Herz offenbar mehr Informationen an das Gehirn sendet als umgekehrt. Das *Herzgehirn* besitzt, wie auch das *Kopfgehirn,* ein komplexes Netzwerk an Neuronen, Neurotransmittern, Proteinen und Helferzellen. Es kann unabhängig vom Kopfgehirn agieren und verfügt über ausgeprägte sensorische Fähigkeiten. Das Herz sendet Informationen, gefühlsbezogene und intuitive Signale an das Gehirn, instruiert dieses sozusagen und spielt eine wichtige Rolle bei unseren Wahrnehmungsprozessen. Es steuert die harmonische Zusammenarbeit vieler Körpersysteme in uns, es trifft eigene Entscheidungen zu unserem Wohle und hilft uns, in der Welt und in unserem Leben zurechtzukommen. Wenn die Kommunikation zwischen Herz und Gehirn in Harmonie ist, die sogenannte Herz-Kohärenz, weitet sich unser kognitives, gefühlsmäßiges und intuitives Wahrnehmungsvermögen um ein Vielfaches. Und: Ein hoher Grad an Herz-Kohärenz ist mit positiven Zuständen wie Liebe, Freude, Dankbarkeit, Ruhe und innerem Frieden verbunden.[19]

Die Bedeutung des Herzens kann nicht genug betont werden. Das HeartMath Institute hat dazu in den letzten Jahrzehnten wertvolle Forschungsergebnisse geliefert.

19 Zum Ganzen https://www.heartmath.com/science/ [04.11.2025].

Unser Herz ist indes von noch größerer Relevanz als beschrieben. Es ist Anker und das eigentliche Portal, das uns zu den größten Quellen von Wissen, Weisheit und zur Schöpferkraft führt. Das Herz mit seinem unendlich weiten Energieraum öffnet die Tore zu anderen Bewusstseinsebenen, zu den kosmischen Ebenen, zum Quantenfeld, zur göttlichen Intelligenz. Wenn wir unser Herz und seine Kohärenz mit dem Gehirn stärken und wir es frei von Angst und vollkommen hingebungsvoll öffnen, können wir dieses universelle Wissen noch klarer wahrnehmen. Und wir können mit unserem innersten Kern, der bedingungslosen Liebe und unserem unbegrenzten Mitfühlen, noch wahrhaftiger in Verbindung treten.

Mit unserem – wenngleich hoch entwickelten – Denken sind wir an Grenzen gestoßen. Unsere bisherigen Denkweisen und Denklogiken, die sich noch immer an einem materialistischen und mechanistischen Weltbild orientieren, sind überkommen. Wir kommen erst dann in ein neues Denken, wenn wir in ein neues, erweitertes Bewusstsein gelangt sind. Dieser Bewusstseinssprung gelingt uns über die Herzkraft und ihre Fähigkeit, tief zu fühlen, tiefstes Mitgefühl für alles Lebendige zu empfinden und in direkte Verbindung zur eigenen inneren Weisheit und zu den höheren kosmischen Intelligenzen zu gelangen.

Unser Verstand ist ein enorm hilfreiches Werkzeug. Lassen wir uns in diesen turbulenten Zeiten fortan aber das Herz den Weg weisen.

Herz-Kohärenz-Übung
Das HeartMath hat eine Vielzahl an Herz-Kohärenz-Übungen entwickelt. Die für mich kraftvollste Übung biete ich in leicht abgewandelter und erweiterter Form regelmäßig in Team-Workshops an.[20] Nachstehend beschreibe ich die Übung gerne:

a. Wir sitzen in einem Stuhlkreis, entspannt und zugleich stabil auf dem Stuhl. Wir schließen die Augen und atmen einige Male tief ein und aus und lassen den Atem ganz bewusst durch unser Herz fließen.
b. Wir reiben die Handflächen, bringen Energie in die Hände, legen diese auf den Herzraum und fühlen für einen kurzen Moment in den Herzraum.
c. Wir erinnern uns an eine Erfahrung, die wir kürzlich machten und die uns berührte und beglückte – eine Begegnung mit einem geliebten Menschen, einem Tier, in der Natur, eine Erfahrung der Wertschätzung oder der Dankbarkeit. Was auch immer. Wir erinnern uns und rufen dieses beglückende Gefühl in unserem Herzraum wieder wach.
d. Mit dieser Empfindung schicken wir nun von unserem Herzraum aus einen hell leuchtenden Lichtstrahl zur Erde, der tief in diese eindringt. Der Lichtstrahl ist kraftvoll und gräbt sich tiefer und tiefer in die Erde.
e. Dann schicken wir aus dem Herzraum einen ebenso kraftvollen und hell leuchtenden Lichtstrahl weit, weit in den Himmel.

20 https://www.heartmath.org/resources/heartmath-tools/quick-coherence-technique-for-adults/ [04.11.2025].

f. Plötzlich bemerken wir, dass wir in einer hell strahlenden Lichtsäule sitzen. Wir dehnen diese Lichtsäule aus, sie wird breiter und weiter. Mit jeder weiteren Ausdehnung wird sie noch leuchtender und kraftvoller. Bis wir bemerken, dass wir alle in einer großen, mächtigen und kraftvollen Lichtsäule sitzen. Wir genießen für einen Moment dieses Licht und diese Kraft.
g. Wir lösen uns allmählich wieder von diesem Licht, nehmen ein paar tiefe Atemzüge, bewegen Hände und Füße, strecken uns, öffnen die Augen und kommen langsam wieder in den Raum zurück.

V Die Welt der Lösungen

Es war eine echte Offenbarung, als ich damals die Lösungsfokussierung als methodisches Vorgehen entdeckte. Die »Welt der Lösungen«, wie ich sie gerne bezeichne, ist eine Herangehensweise in der Arbeit mit Menschen und Unternehmen, die radikal auf Lösungen setzt. Das Wort »radikal« benutze ich in diesem Zusammenhang ganz bewusst. Aus dem lateinischen »radix« für »Wurzel«, »Ursprung« deutet das Wort eine grundlegend andere Denk- und Handlungsweise an – eine von der Wurzel her elementar andere Haltung, die meinen tiefsten Überzeugungen von Leben und vom Umgang mit Menschen und Unternehmen entspricht. Bewusstsein und Haltung, von denen die Lösungsfokussierung getragen wird, sind durch und durch der Menschen würdig. In ihrer Essenz lädt uns die Welt der Lösungen ein, würde- und respektvoll mit den Mitmenschen, ihren Ressourcen und mit uns selbst in Verbindung zu sein. Sie wirkt in hohem Maß verbindend, in ihrem tiefsten Kern erlebe ich sie als eigentlich spirituell. Ich erachte den Ansatz als derart essenziell und zukunftsweisend, ja als eine Schlüsselkompetenz in diesen turbulenten und anspruchsvollen Zeiten, dass ich ihn ausführlicher darstellen möchte.

In der lösungsfokussierten Arbeit lenken wir die Aufmerksamkeit systematisch und konsequent auf das, was funktioniert und erwünscht ist, und nicht etwa auf das, was nicht funktioniert und unerwünscht ist. Gegenüber den herkömmlichen problemorientierten Ansätzen stellt die

Welt der Lösungen einen tiefgreifenden Paradigmenwechsel dar, eine Herangehensweise, die in hohem Maß mitfühlend, nicht urteilend, auf Augenhöhe und von den Menschen als ausgesprochen aufbauend erlebt wird.

Wie alles begann: Die Psychotherapeut:innen Steve de Shazer und Insoo Kim Berg gründeten 1978 das Brief Family Therapy Center (BFTC) in Milwaukee, Wisconsin (USA), und entwickelten einen Therapieansatz, der sich radikal der Hinwendung und Hingabe zu Lösungen verschrieben hat. Zusammen mit ihrem Team führten de Shazer und Kim Berg Hunderte von Therapiegesprächen durch. Ihr Ziel war es, einen gegenüber den bisherigen Methoden wirksameren therapeutischen Ansatz zu finden, bei dem die Menschen bereits nach kurzer Zeit Entlastung erfahren würden. Die Therapeut:innen untersuchten akribisch, welche Fragen und Interventionen Menschen dazu bewegen, eigene, auf ihr Leben zugeschnittene Lösungsansätze zu entwerfen und zu realisieren.

Zusätzlich inspiriert von der Gruppe des Mental Research Institute von Palo Alto (Virginia Satir, Gregory Bateson, Paul Watzlawick, John Weakland und andere), vom Psychotherapeuten Milton Erickson, der die moderne Hypnose maßgeblich prägte, von der Philosophie Ludwig Wittgensteins sowie von den Lehren des Buddhismus und Taoismus entwickelten de Shazer und Kim Berg nach Jahren des Beobachtens und Forschens das lösungsfokussierte Kurzzeittherapiemodell (vgl. Burgstaller, 2015, S. 14 ff. und S. 21 ff.).

Beim lösungsfokussierten Therapiemodell wird die Aufmerksamkeit konsequent weg von Problemen, Schwierigkeiten und Leiden hin zu den Anliegen und Wünschen der Menschen gelenkt – ganz nach dem Motto:

»Reden über Probleme erzeugt Probleme, reden über Lösungen erzeugt Lösungen.«[21]

Probleme werden dabei nicht als etwas Unabdingbares oder Analysierbares verstanden, vielmehr sind sie der Vergänglichkeit unterworfen, manchmal wahrnehmbar, manchmal nicht, je nach Blickrichtung. Lösungen ihrerseits werden nicht als Gegenteil von Problemen gesehen, sondern als Phänomen von ganz anderer Qualität verstanden (vgl. Ronzani, 2019, S. 449). Lösungen sind immer da, auch wenn wir sie bisweilen nicht erkennen.

Lösungsfokussierung heißt aber nicht, den Problemen und der schwierigen Lage der Menschen keine Beachtung zu schenken. Diese werden sehr wohl wahrgenommen – mitfühlend, anerkennend und würdigend. Sie werden aber nicht weiter untersucht, exploriert und vertieft. Denn Problem- und Ursachenanalyse im Sinne eines Zerlegens des Problems in seine einzelnen Komponenten und Suchens nach Ursächlichkeiten sind keine notwendigen Bedingungen für das Finden von Lösungen. Ein solch detailliertes Untersuchen ist allenfalls bei einem defekten Uhrwerk möglich, angesichts der Vielschichtigkeit und Dynamik nicht aber im (zwischen-)menschlichen Dasein. So gesehen ist es nach dem lösungsfokussierten Ansatz nicht Voraussetzung, das Problem in seiner Tiefe zu verstehen. Wir müssen keine Details kennen und uns auch nicht vorstellen können, wodurch die beklagte Situation am Leben gehalten wird, um den co-kreativen

21 Die Aussage wird häufig Steve de Shazer zugeschrieben, auch wenn eine eindeutige Quelle nicht belegbar ist. Die Formulierung gilt als sinngemäße Paraphrase des lösungsorientierten Ansatzes von Steve de Shazer und Insoo Kim Berg und bringt diesen prägnant auf den Punkt.

Prozess der Lösungsfindung zu starten (vgl. Vorhemus, 2015, S. 149).

»Um zur Lösung zu gelangen,
muss das Problem nicht zuerst erfasst,
beschrieben, analysiert und besprochen werden.«
Steve de Shazer[22]

Durch genaues Zuhören und Nachfragen wird die Aufmerksamkeit stets auf das Erwünschte, auf Ressourcen, darauf, was heute bereits funktioniert, und auf Lösungsansätze und -ideen gelenkt *(Solution Talk)*. Es werden die Ausnahmen vom Problemerleben erforscht. Wir fragen, wann das Problem als weniger belastend empfunden wurde oder es womöglich gar nicht spürbar war. Die Probleme erscheinen damit immer im Kontext von Lösungen und durch diesen Perspektivenwechsel in einem neuen Licht. Anstelle von Problemerleben werden Momente von Lösungserleben und Lösungsentwicklung kreiert. Eine neue Blickrichtung, ja eine neue Betrachtung der Situation insgesamt werden möglich. Die Psychotherapeutin Insa Sparrer schreibt dazu: »Das Erleben eines größeren Kontextes befreit uns von der Anhaftung an eine vorübergehende schwierige Gegebenheit. Das Sich-wieder-Erinnern an einen größeren Kontext kann Leiden aufheben« (Sparrer, 2014, S. 67). Blockaden, Fixierungen und erstarrte Muster *verflüssigen* sich und lösen sich auf. Die Menschen fühlen sich gesehen, erleben sich als wertvoll, finden Zugang zur eigenen Lösungswelt und gewinnen für sich und ihr Leben neue Motivation.

22 Zit. n. Vorhemus, 2015, S. 149.

*»Veränderung findet immer statt.
Aufgabe ist es, nützliche Veränderungen
zu erkennen und zu verstärken.«
Gregory Bateson*[23]

Den Interventionen der lösungsfokussierten Therapie liegt keine Persönlichkeitstheorie über sogenanntes normales und abweichendes Verhalten zugrunde. Maßgebend sind einzig und alleine die Ziele der Menschen und die Zukunft, die sie sich wünschen. Es gibt kein anderes Referenzsystem.

Die Lösungsfokussierung trifft Vorannahmen zugunsten der Menschen und deren Leben. Alle Menschen sind einzigartig, die Expert:innen ihres Lebens, nicht etwa die Coachin oder die Beraterin, und bringen die nötigen Ressourcen für die erwünschten Veränderungen mit. Dasselbe gilt für Unternehmen. Die Menschen im Unternehmen sind die Expert:innen. Die Lösungen liegen bei ihnen und in ihrem System, nicht bei der Beraterin.

Als Coachin oder Beraterin nehme ich eine Haltung des Nicht-Wissens und Nicht-Urteilens ein und begegne den Wünschen und Zielen der Menschen optimistisch und wertschätzend. Menschen sind, dies eine weitere Prämisse, soziale und kooperative Wesen. Diese Haltung verändert auch die Einstellung zu Verhalten, das wir gemeinhin als *Widerstand* bezeichnen. In der Welt der Lösungen wird sogenannter Widerstand nicht etwa als Gegenwehr, Verweigerung oder Protest von Menschen gesehen, sondern als ein Kommunikationsangebot oder eine interessante Information über das aktuelle Geschehen, ver-

23 Zit. n. Ronzani, 2019, S. 456.

bunden mit der Einladung an die Coachin, Verhalten und Kommunikation zu ändern (vgl. dazu Sparrer, 2014).

> Alle Menschen benötigen Wertschätzung und Anerkennung, wir wollen gesehen und in unserer Einzigartigkeit erkannt werden. Achtung und Wertschätzung sind unabdingbare Voraussetzungen für ein gelingendes zwischenmenschliches Zusammenleben. Wie wichtig und lohnend ist es, den Menschen ausdrückliche Wertschätzung entgegenzubringen; da ein Kompliment, dort ein anerkennendes Wort, damit wir uns wahrgenommen, gesehen und erkannt fühlen. Gerade in einem auf Performance und Ergebnisse ausgerichteten unternehmerischen Umfeld neigen wir dazu, mit Lob und Wertschätzung sparsam umzugehen. Ich muntere deshalb gerne dazu auf, besser ein Lob und ein anerkennendes Wort zu viel als zu wenig auszusprechen.

Um Bewusstseins- und Wahrnehmungsveränderungen und neue Wirklichkeitsdefinitionen zu erzeugen, bietet sich der Dialog über eine andere Zukunft und über bereits heute bestehende funktionierende Aspekte dieser Zukunft an. In diesem Dialog sind lösungsfokussierte Fragen enorm hilfreich und bilden eine Einladung, die erwünschte Zukunft zu konstruieren. Die Fragen leiten einen Prozess der Co-Konstruktion ein, in welchem sich die Coachin ausschließlich darauf konzentriert, den Menschen im Finden neuer Lösungen und Wirklichkeiten zu unterstützen. Eine typische lösungsfokussierte Frage zum Einstieg in ein Gespräch könnte lauten: »Woran werden Sie merken, dass sich das Gespräch für Sie gelohnt hat?« Allein schon die Frage enthält die Vorannahme, dass sich ein Gespräch lohnt. Das ist schon mal ein erhebender Anfang.

Kernstück der lösungsfokussierten Herangehensweise ist sicherlich die von Insoo Kim Berg entwickelte *Wunderfrage.* Mit *Wunder* ist gemeint, dass etwas in unserem Leben passiert, mit dem wir nicht im Entferntesten gerechnet haben. Die Wunderfrage lautet etwa so:

»Ich möchte Ihnen jetzt eine sehr ungewöhnliche Frage stellen. Stellen Sie sich vor, es wäre Nacht und Sie gehen schlafen. Während Sie schlafen, geschieht ein Wunder und das Problem, das Sie belastet, ist gelöst. Da Sie geschlafen haben, wissen Sie nicht, dass dieses Wunder geschehen ist. Wenn Sie am Morgen aufwachen: Welches werden die ersten kleinen oder größeren Anzeichen sein, die Ihnen zeigen, dass sich etwas verändert hat?«

Die Frage ist eine Einladung an die Menschen, darüber nachzudenken und hineinzufühlen, wie sich das Leben in einer besseren oder gar besten Version zeigen könnte. Die liebevoll-vorwärtsorientierte Frage stupst Menschen an, aktiv-gestaltend und in einer sehr freien Art auf ihr Leben und ihre Zukunft zu blicken. Die Wunderfrage weist über den gewohnten Rahmen des bisherigen Lebens hinaus und erweitert Vorstellungs- und Handlungsräume. So können Veränderungen initialisiert werden.

Lösungsfokussierung heißt auch, den Weg der kleinen Schritte zu gehen. Bereits kleinste Veränderungen in die Richtung des Erwünschten sind hilfreich. Mögen es auch nur Minischritte sein, sie ermutigen und bestärken uns auf dem neuen Weg, ja sie vermögen einen Sog zu erzeugen. Wir gehen mit der Lösungswelt in Resonanz, nicht mehr mit der Problemwelt. Das kann eine ungeheuer kraftvolle Dynamik auslösen, einen Dominoeffekt im besten Sinne – für unser Leben und zu unserem Wohle.

In der Welt der Lösungen ehren wir jeden Veränderungsschritt in die erwünschte Richtung. Auch hier: Jeder

Unterschied, sei er auch noch so klein, will gewürdigt sein. Das können wir mittels Skalenfragen kenntlich machen. »Wo auf der Skala von 1 bis 10 stehen Sie im Moment – 10 steht für die Erreichung Ihrer Ziele, 1 für das Gegenteil?« »Wohin auf der Skala von 1 bis 10 würde Sie der erste kleine Schritt bringen?« »Woran würde Ihre Partnerin merken, dass Sie sich auf der Skala um einen Skalenpunkt Richtung 10 bewegt haben?« Etc.

Ab den 1980er Jahren fand die lösungsfokussierte Therapie zunehmend Anerkennung. Die Methode wurde über das familientherapeutische Setting hinaus in verschiedene andere Kontexte übertragen und wird heutzutage auch im Coaching und auch in der Organisationsentwicklung angewendet.

Was oben als Eckpfeiler der Lösungsfokussierung im therapeutischen Einzelsetting beschrieben wurde, lässt sich mühelos auf das Setting von Unternehmen und Organisationen übersetzen. Die Arbeit in allen Prozessen – Strategie-, Zukunfts-, Transformations-, Konfliktlösungsprozesse etc. – richtet sich konsequent an der Konstruktion der erwünschten Zukunft aus, ebenso an all denjenigen Elementen, die bereits gut funktionieren und in die Zukunft mitgenommen werden sollen. Die Arbeit ist geprägt vom radikalen Fokus auf die Zukunfts- und Veränderungswünsche im Unternehmen, auf die Stärken, Ressourcen und auf die Lösungskonstruktion. Probleme, Defizite, Schwächen, Dysfunktionalitäten können benannt werden, sollen aber nicht weiter untersucht und vertieft, sondern im Laufe des Prozesses der Zukunfts- und Lösungsgestaltung verflüssigt und transformiert werden. Im lösungsfokussierten Modus beginnen Menschen im Unternehmen, über Möglichkeiten zu sprechen, an die sie bislang noch nicht gedacht, die sie für unerreichbar hielten oder für unmöglich abgetan haben. Mit der Einladung, über die Grenzen des bisherigen Vorstellungsvermögens hinauszutreten, weiten sich die Handlungsspielräume und Wirkhebel des Unternehmens aus.

Lösungsfokussiertes Arbeiten ist weniger eine Technik als vielmehr eine Haltung und Frage des Bewusstseins, bei der eine konsequente Orientierung an den Ressourcen und Potenzialen, eine mitfühlende Grundhaltung und ein Bewusstsein des Nicht-Urteilens die Schlüssel bilden. Diese Schlüssel erinnern an östliche Weisheitslehren. Wie oben angedeutet, waren Steve de Shazer wie auch Insoo Kim Berg in ihrer therapeutischen Praxis stark von den buddhistischen Lehren und vom Taoismus beeinflusst. De Shazer schreibt: »Teilweise, um Insoos geistiges Erbe zu verstehen, habe ich mich mit dem asiatischen Gedankengut auseinandergesetzt. Deshalb kommt dem Einfluss buddhistischen und taoistischen Denkens auf die Epistemiologie und das von mir entwickelte Modell eine zentrale Bedeutung zu« (de Shazer, 2012, S. 22).

Der Einfluss der buddhistischen und taoistischen Geisteshaltung kommt gerade bei der Frage, was Probleme, was Lösungen ausmacht, auf eine eindrückliche Art zum Tragen. Probleme, Schwierigkeiten, Schmerz als Aspekte des Leidens sind im buddhistischen Verständnis stets vergänglich. Leiden wird als Täuschung und Illusion angesehen. Leiden ist daher immer vorübergehend, flüchtig und kann stets überwunden werden. Lösungen sind in dieser Anschauung hingegen Aspekte des göttlichen Prinzips, der bedingungslosen Liebe, des Urgrunds. Und als solche sind sie ewig und stets allgegenwärtig.

Als weitere Merkmale der östlichen Tradition finden wir im lösungsfokussierten Ansatz die Elemente der Achtsamkeit und Akzeptanz des gegenwärtigen Moments als nicht urteilendes Gewahrsein im Hier und Jetzt. Dies hält uns vom Blick in die Vergangenheit, von langwierigen Problemanalysen und voreiligen Diagnosen ab. Als wichtiges Element scheint in der Welt der Lösungen zudem das Bewusstsein des Nichtwissens auf, der Anfängergeist *(Beginner's Mind),* bekannt vor allem aus dem Zen. Der Anfängergeist lädt uns ein, den Menschen offen, neugierig und unvoreingenommen zu begegnen, als ob wir eine Sache zum ersten Mal sehen, hören und erleben würden. Als Coach oder Beraterin unterstützen wir aus einer absolut vorurteilsfreien Haltung heraus. Wir sind längst nicht mehr die wissende Expertin, für die wir uns einst hielten, sondern wir beobachten frei von Urteilen, eigenen Vorerfahrungen, Konzepten und Wertvorstellungen – aus einer von Demut geprägten Haltung. Alles fließt. Was gestern noch stimmig war, verlangt im Hier und Jetzt nach einer anderen Stimmigkeit.

Die Lösungsfokussierung ist gerade auch im unternehmerischen Kontext als eigentliches Zaubermittel anzusehen, das heilend, ermutigend, maximal würdevoll, emanzipierend, ermächtigend wirkt. Die lösungsfokussierte *Medizin* erzeugt Zuversicht, stärkt das (Selbst-)Vertrauen, fördert die Selbstwirksamkeit und legt den Nährboden für eine Kultur der wohlwollenden Begegnung und Wertschätzung im Unternehmen.

> In meiner Arbeit mit Unternehmen werden diese Aspekte für die Menschen unmittelbar erfahrbar. Menschen erleben eigentliche Aha-Momente und Wende-

punkte in der professionellen Rolle und auch in ihrem persönlichen Leben. In diesem erhebenden Seins-Zustand werden Perspektivenwechsel möglich. Es eröffnen sich neue Vorstellungs- und Handlungsräume für die Weiterentwicklung des Unternehmens, für stimmige Lösungen und eine erstrebenswerte Zukunft.

Perspektivenwechsel und das Lösungsmomentum stellen sich freilich nicht gleich von Beginn des Prozesses an ein. Die größte Herausforderung stellt nach meiner Erfahrung die paradigmatische Wende weg von der Problem- hin zur Lösungshaltung dar. Denken in Problemen und Defiziten, die Überzeugung, dass Schwächen und Risiken analysiert werden müssen, um sie zu beheben, dass Veränderungen per se mühevoll sind, dass Menschen nicht zu viel zugemutet werden darf, Kontrolle besser als Vertrauen ist und anderes, sind in unserer Kultur tief verwurzelt. Wir unterhalten uns ausgesprochen gerne über Probleme. Problembeschreibungen finden oft kein Ende. Wir reichern diese mit einer Vielzahl von Geschichten, Erfahrungen und Fakten an. Mit jeder weiteren Beschreibung erscheint das Problem größer, wirklicher und unüberwindbarer, bis wir vollends an das Problem glauben und darin erstarren. Wichtig ist es, diese Dynamik zu unterbrechen und vom Problem zur Lösung zu drehen. Die Menschen folgen dieser Einladung meistens und gehen in den Prozessen bemerkenswerte Wege. Ich verneige mich vor all denjenigen, denen die Wende gelingt und die die Blickrichtung anhaltend auf die Welt der Lösungen lenken.

Das Format »Love Shower«

Die Love Shower ist ein kraftvolles, transformatives Format in der Arbeit mit Menschen in Unternehmen. Für die Übung sind mindestens drei Teilnehmende erforderlich.

Ausgangspunkt des Formats ist die Tätigkeit des Lästerns oder negativen Geredes über andere Menschen und die Frage, was es braucht, um lästern zu können. Es sind mindestens zwei Personen nötig, die sich über eine abwesende dritte Person negativ und geringschätzig unterhalten. Bei der Love Shower wird nun der Spieß umgedreht. Statt negativ wird nun ausschließlich positiv, wohlwollend und wertschätzend über die dritte abwesende Person gesprochen.

Das Team teilt sich in kleine Teams von drei Teilnehmenden auf. Diese Miniteams setzen sich in einen kleinen Stuhlkreis, wobei eine dieser Teilnehmenden mit dem Rücken abgewandt sitzt und so die abwesende dritte Person mimt, nennen wir sie Maya. Die Konstellation kann auch gut zu viert oder zu fünft erfolgen.

Nun sprechen die Teilnehmenden während vier Minuten über die ihnen abgewandte Person wohlwollend und wertschätzend.

- Die Sätze beginnen mit: »Ich schätze an Maya, dass ...«
- Oder, wenn ich eine Fähigkeit, ein Talent oder eine Gabe ansprechen möchte, die in Maya schlummert, sie diese aber noch nicht konkret lebt, beginnt der Satz mit: »Ich könnte mir vorstellen, dass Maya ...«, als Beispiel: »Ich könnte mir vorstellen, dass Maya ein Buch zum Thema Kommunikation schreibt, weil sie in diesem Thema so versiert ist und zudem ausgezeichnet schreibt.«

Nach der vierminütigen Love Shower dreht sich Maya zu ihren Kolleg:innen, gibt Feedback und beschreibt mit ein paar Sätzen, wie es ihr erging und was sie empfand.

Anschließend rotieren die Teilnehmenden und die nächste Kolleg:in kommt in den Genuss einer Love Shower. Es wird so lange rotiert, bis alle eine Love Shower genießen konnten.

Die Love Shower kann Menschen tief berühren. Menschen fühlen sich in ungewohnter Weise gesehen und wertgeschätzt. Besonders eindrücklich erlebte ich dies mit Führungskräften aus dem Umfeld von Großunternehmen in der Finanzindustrie. Die Erfahrung war für die Teilnehmenden bewegend, ergreifend, ja aufwühlend. Es flossen Tränen und die Menschen umarmten sich. Das Format vermag die Menschen zu erhellen, neue Denk- und Kreativräume zu öffnen und so den Weg für neue Lösungsrichtungen zu ebnen.

VI Die Sprache der Liebe

Eng mit der lösungsfokussierten Haltung ist die lösungsfokussierte Sprache verknüpft. Sprache ist zentraler Teil der Kommunikation und diese wiederum macht praktisch unser ganzes Leben aus. Paul Watzlawick (1921–2007) formulierte es auf den Punkt gebracht mit seinem berühmten Satz, wonach »man, wie immer man es auch versuchen mag, nicht *nicht* kommunizieren kann« (Watzlawick, 2017, S. 59). Der Philosoph und Psychotherapeut meinte damit, dass wir auf vielerlei Ebenen – verbal, nonverbal über Mimik, Gestik, Körperhaltung und anderes – Botschaften aussenden oder empfangen. Kommunikation ist allgegenwärtig.

In sozialen Systemen wie Unternehmen und Organisationen ist Sprache als Teil der Kommunikation hoch relevant. Sie ermöglicht weit mehr als nur den Austausch von Informationen. Vielmehr prägt sie die Interaktionen und die Rollen der Menschen im System, die Kultur und das Atmosphärische. Sprache formt. Durch die Sprache werden fortwährend Wirklichkeiten *konstruiert*, die den Rahmen für weiteres Handeln bilden. Sprache bildet also nicht einfach Wirklichkeit ab, sie ist nie nur beschreibend, sondern immer handlungsleitend, gestaltend, schöpferisch.[24] Sie

24 Dazu auch Bandler und Grinder (1990, S. 43 ff.). Gemäß den Autoren und Begründern des Neurolinguistischen Programmierens (NLP) beschreibt Sprache nicht einfach Wirklichkeit, sondern konstruiert diese. Sprache ist ein Mittel der Kommunikation, vor allem aber ein solches zur Veränderung von Denken, Handeln und Leben.

ist das zentrale Mittel, durch das wir die Welt und unser Unternehmen organisieren und interpretieren.

Wie wir Sprache verwenden, worüber und wie wir sprechen, ist entscheidend. Ob wir über Probleme reden oder über Lösungen, macht einen großen Unterschied. Mit dem Eintritt in die Welt der Lösungen beginnen wir, anders zu sprechen. Sprache wird zu einem Werkzeug der Veränderung, Lösungsfindung, Neuschöpfung. Lösungssprache stellt die Einzigartigkeit der Menschen in den Vordergrund, die Kompetenzen, Stärken, Ressourcen etc. Sie ist eingefärbt von einer wertschätzenden, einladenden, ermutigenden, zukunftsorientierten Tonalität – der Tonfall ist angenehm, Lautstärke und Sprechgeschwindigkeit sind stimmig und die Sprachmelodie lebendig. Lösungssprache verbindet die Menschen, betont das Gemeinsame und fördert die soziale Verbundenheit und das Miteinander.

Umgekehrt thematisiert eine problemorientierte Sprache das Negative, das Scheitern, den Misserfolg, weist in die Vergangenheit und wirkt wertend, urteilend und oft verallgemeinernd. Problemsprache seziert, diagnostiziert und fragmentiert.

Kurzum: Lösungssprache verbindet, anerkennt und wertschätzt, wohingegen Problemsprache trennend und spaltend wirkt. Lösungssprache ist die Sprache des Herzens – die Sprache der Liebe.

In der Problemsprache fragen wir:

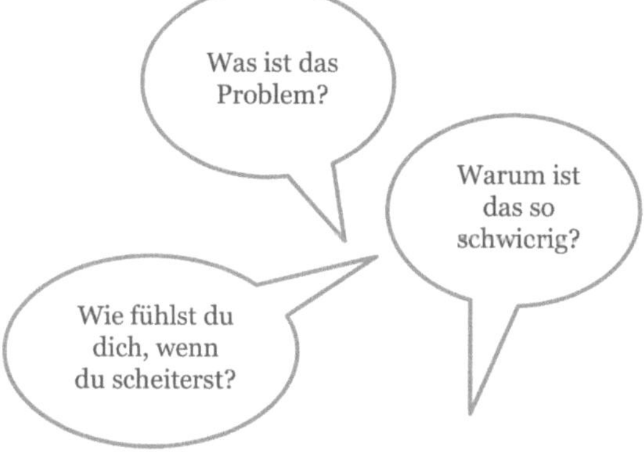

In der Lösungssprache fragen wir:

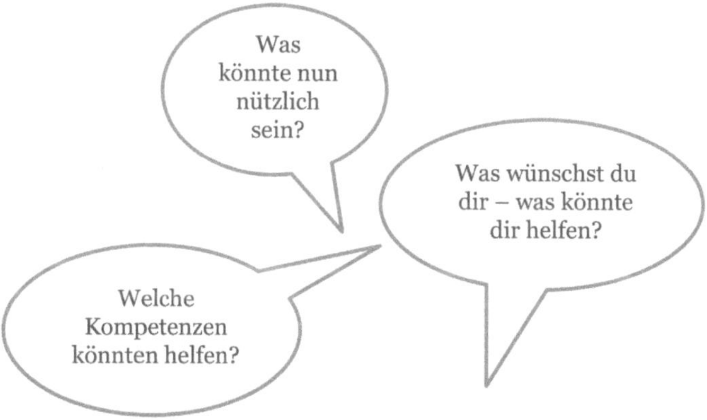

Die Lösungssprache lebt von der Kunst des Fragens und ist geprägt von offenen Fragen, die dazu einladen, sich frei zu äußern. Sie öffnen den Raum für Neues, Unerwartetes, Überraschendes, im Gegensatz zu geschlossenen Fragen, die lediglich ein Ja oder Nein zulassen. Offene Fragen beginnen mit: WAS, WIE, WO, WOHIN etc.

Es gibt auch *Warum*-Fragen. Sie sind wenig hilfreich. Sie weisen in die Vergangenheit und suggerieren direkt-kausale Zusammenhänge. Sie verleiten uns dazu, Dinge zu bewerten, zu urteilen, nach Verantwortlichen und Schuldigen zu suchen. Warum-Fragen werden oft auch als bohrend empfunden und machen uns klein.

Wenn es darum geht, im Unternehmen neue Lösungen zu finden, neue Wege zu gehen, Neues zu kreieren, könnte die nachstehende *Traumreise im Heißluftballon* hilfreich sein und öffnend wirken – eine Reise mit lösungsfokussierter Tonalität und Elementen aus der Hypnose- und Trancearbeit.

Eine Reise im Heißluftballon

Ich lade dich ein, dich ganz angenehm auf deine weiche Unterlage zu legen. Während du entspannt liegst, spürst du vielleicht schon, wie du dich zunehmend wohler und ruhiger fühlst. Achte auf dieses angenehme Gefühl der Ruhe und Entspannung, und mit jedem Atemzug darfst du dir erlauben, noch ruhiger, noch entspannter und gelöster zu werden.

Schließe nun deine Augen und nimm wahr, wie dein Geist noch ruhiger wird, wie sich deine Gedanken noch stärker beruhigen.

Stelle dir nun vor, dass du an einem warmen sonnigen Tag im Mai auf einer wunderschönen, großen, weiten Wiese sitzt. Du bist an diesem frühsommerlichen Tag nur leicht bekleidet. Die Wiese ist übersät mit vielen Gräsern und deinen Lieblingsblumen. Der

Himmel ist klar und von einem wunderschönen Blau. Die Sonne schimmert durch die Bäume, die leicht entfernt stehen. Der Wind bläst sanft um deine Nase. Du spürst die Halme und Blätter der Blumen und Gräser auf deinen nackten Beinen. Der Wind streicht sanft über deine Haut. Du nimmst die angenehme Temperatur wahr, die Sonne wärmt deine Haut und du fühlst dich rundum wohl. Es riecht nach Blumen und frischem Gras. In einiger Entfernung hörst du das fröhliche Zwitschern von Vögeln und du hörst auch den leichten Wind in den Blättern der Bäume und Büsche rascheln.

In unmittelbarer Nähe siehst du einen Heißluftballon. Vielleicht wolltest du schon immer einmal die Erde von oben sehen, die Leichtigkeit spüren, alles hinter dir lassen und einfach nur losfliegen. Der Korb des Heißluftballons ist groß genug, um es sich darin so richtig gemütlich zu machen. Der Korbrand hat eine angenehme Höhe, um sich anzulehnen und die Welt von oben zu beobachten.

Du steigst in den Ballon. Während du in den Korb steigst, betrachtest du die Farben des Ballons. Ist er einfarbig, bunt, mit Mustern? Wie sieht er aus – welche Farben trägt er?

Im Wissen, dass dich der Ballon hoch in die Lüfte und wieder zurückbringt, löst du nun die Leine und merkst, wie dein Gefährt mit einem kleinen Ruck zu steigen beginnt. Große Freude auf das bevorstehende Abenteuer kommt bei dir auf. Du verlässt bekanntes Terrain und begibst dich in neue Gefilde.

Du genießt die Ruhe, die Sicherheit und Entspannung, während dein Ballon höher und höher steigt. Du genießt die Sonnenstrahlen und hörst das Rauschen des Gasfeuers hoch über dir, das Feuer, das die Luft für den Ballon erwärmt.

Plötzlich merkst du, dass dein Luftballon nicht mehr steigt. Sanft schaukelt der Wind dich und deinen Ballon. Doch du möchtest weiter steigen, höher hinaus – und dafür ist es notwendig, Gewicht abzuwerfen.

Am Rand des Korbes siehst du viele bunte Stoffbeutel, deinen Ballast. Was mag da in dem einen Beutel sein? Was im anderen? Im dritten, im vierten? In all den anderen? Löse die Schnüre der Stoffsäcke und wirf Beutel für Beutel aus dem Ballon, lass diese in die Tiefe schweben, einen nach dem anderen: eine Altlast, eine Sorge, einen Stress, einen Kummer, ein schwieriges Muster, eine belastende Beziehung.

Was immer auch im Beutel ist, verabschiede dich davon und sieh dabei zu, wie dieser samt Inhalt davonfliegt. Verabschiede dich vom Inhalt oder Thema, bedanke dich dafür, dass dir der Inhalt bis jetzt gute Dienste erwiesen hat, und lasse ihn jetzt los, bereit für Neues. Mit jedem Stoffsack, den du samt Inhalt loslässt, kann dein Ballon höher steigen. Und mit deinem Ballon wirst auch du ein Stück freier, leichter, ruhiger und entspannter. Ganz angenehm und entspannt steigst du höher und höher, bis du die Höhe erreicht hast, die ideal ist für dich.

Wenn du möchtest, kannst du dich auf den weichen gepolsterten Boden des Ballonkorbes legen und dich noch eine Weile sanft vom Wind tragen lassen, bis du ruhig, entspannt, ausgeruht und mit neuen Kräften versehen zurück zur Erde gleitest – und wieder sicher am Boden landest.

Steig aus deinem Korb und lass dich überraschen, wo dich dein Ballon hingebracht hat. Schau dich um!

Bist du alleine oder gibt es Menschen, die dich freudig begrüßen? Erkunde noch ein wenig den neuen Ort.

Komme nun langsam mit all deinen Empfindungen wieder in den Raum zurück. Recke und strecke dich, reibe dir die Augen und fühle dich ganz ausgeruht und gestärkt wieder im Hier und Jetzt.

Die Traumreise bringt uns in eine tiefe Entspannung. Sie ermutigt uns, uns von eingefahrenen Routinen zu verabschieden und uns für Neues zu öffnen. Sie wirkt auf einer individuellen Ebene transformativ, macht uns frei und eröffnet den Weg, als Kollektiv neue Wege zu gehen und den Mut aufzubringen, Neuland zu betreten.

VII Leadership: sich selbst »führen«

Sigrid, Meeresschützerin und Gründerin von OceanCare, beeindruckt die Menschen, wenn sie von der von ihr 1989 gegründeten Organisation zum Schutz der Meere berichtet, vor allem aber, wenn sie erzählt, wie alles angefangen hat: Sigrid war damals mit ihrem Ehemann im Meer tauchen. Während des ganzen Tauchgangs hörten sie Delfine, sahen sie aber nicht. Die Druckluftflaschen waren fast leer und der Tauchgang bald zu Ende, als Sigrids Mann signalisierte, weg vom Riff weiter nach draußen in den Ozean zu schwimmen; er vermutete dort die Delfine. Die beiden schwammen ins Blaue des Ozeans hinaus. Plötzlich kam ihnen eine große Delfingruppe von fünfzig bis sechzig Tieren entgegen. Zwischen Sigrid und den Delfinen kam es zu intensiven Blickkontakten. Die Begegnung mit den Säugern war intensiv, innig, überwältigend – Augenblicke, die Sigrids Leben von einem Moment auf den anderen komplett veränderten. Als die Tiere weiterzogen und Sigrid aus dem Meer auftauchte, war ihr alles klar, und sie sagte nur diesen Satz: »Nun weiß ich, was meine Aufgabe in meinem Leben ist.«

Zurück in der Schweiz gründete Sigrid OceanCare und setzt sich seither mit größter Hingabe für den Schutz der Meere und ihrer Tierwelt ein; für den Schutz der Meere vor Lärm- und Plastikverschmutzung, vor Überfischung, Walfang, Beifang etc. Die Organisation ist äußerst erfolgreich in ihrem Wirken. 2011 verlieh die UNO OceanCare den Sonderberaterstatus für Meeresfragen. Die Liste an Erfolgen, Auszeichnungen und Preisen von OceanCare und Sigrid selbst ist lang.

Das Erlebnis mit den Delfinen beschreibt Sigrid als Erfahrung von unendlicher Verbundenheit, Liebe und unumstößlicher innerer Klarheit darüber, was sie in ihrem Leben tun will. »Es fühlte sich wie ein Auftrag an«, sagt sie. »Die Begegnung mit den Delfinen hat mich verzaubert – ein Moment der Ewigkeit. Ich hätte in diesem Moment auch von der Welt gehen können. Alles, was mir in meinem Leben wirklich bedeutungsvoll war, schien erfüllt.«

Von den östlichen Geistestraditionen kennen wir den Begriff *Dharma*. Dharma ist ein vielseitiger Begriff. In der vedischen und auch der buddhistischen Philosophie meint er die Ordnung und Ethik, nach der wir Menschen zu handeln haben. Gleichzeitig meint Dharma die Aufgabe und Verantwortung, die wir in unserem Leben übernehmen sollen. Bei Dharma geht es um das richtige Leben im Einklang mit der kosmischen Ordnung – sei es beruflich, in der Gesellschaft oder im Privaten. Vielleicht können wir sagen, dass Sigrid über ihr alles veränderndes Erlebnis zu ihrem Dharma gefunden hat.

In unseren Breitengraden kennen wir die Vorstellung der Berufung in Abgrenzung zum Begriff Beruf. Berufung entspringt einem tiefen inneren Gefühl und Bedürfnis, einem inneren Drang, das Leben einer bestimmten Aufgabe zu widmen. Dieser innere Ruf kann sich plötzlich, wie im Beispiel von Sigrid, in einem *Berufungserlebnis* zeigen. Er kann sich aber auch allmählich entwickeln und nach zahlreichen Erfahrungen und Erkenntnissen heranreifen. Die Berufung verbinden wir mit einem höheren Sinn und der Idee, mit unserer Aufgabe über uns selbst hinaus zu wirken und zu einem größeren Ganzen beizutragen. Wenn wir unserer Berufung folgen, dann sind wir in unserer Kraft und in der Freude. Wir setzen ungeahnte Energien frei und bringen unsere Gaben, Talente und Fähigkeiten in diese Welt. Unsere Kraft und Motivation kommen tief von innen heraus. Wir schöpfen aus einem inneren Antrieb, erleben uns häufig im Flow und sind unendlich kreativ. Wir sind tief verankert in unserem Tun, erleben uns als widerstandsfähig und können uns von Rückschlägen gut erholen.

In unserer Kraft zu sein, heißt, unsere Berufung oder unser Dharma zu leben. Wenn wir im Unternehmen eine Führungsaufgabe übernehmen, dann sollten wir uns dazu berufen fühlen. Karriere- und Statusüberlegungen oder die Orientierung an einem möglichst hohen Salär und anderes sind Versuchungen, denen wir gerne erliegen, die uns aber oft auf Irrwege bringen.

Um dieser Verantwortung und Aufgabe bestmöglich gerecht zu werden, ist darüber hinaus entscheidend, wo wir in unserer ganz persönlichen Entwicklung und Reife stehen. Die Art, wie wir uns als Mensch und unsere Reise im Leben verstehen, wirkt direkt auf unsere Fähigkeiten, wie wir im Unternehmen führen und Leadership leben, wie wir mit anderen Menschen interagieren und mit den Herausforderungen im Unternehmen umgehen.

Eine Führungsaufgabe zu übernehmen, verlangt weit mehr als die Fähigkeit, das Unternehmen zu organisieren, Strukturen zu definieren und Prozesse zu managen. Führen ist multidimensional und umfasst die Fähigkeit, tragfähige, mitfühlende und wertschätzende Beziehungen mit Menschen aufzubauen und zu pflegen, gemeinsam mit Menschen aufbauend und kreativ unterwegs zu sein, die unternehmerischen Herausforderungen aus einer Haltung der Allverbundenheit und Multidimensionalität zu reflektieren und konsequent lösungsfokussiert anzugehen, und vor allem: sich selbst fortwährend zu beobachten und zu reflektieren, um eigene Tendenzen, Muster, Schattenseiten und blinde Flecken zu erkennen, sich ständig weiterzuentwickeln und zu transformieren.

Führen ist immer gekoppelt an einen Entwicklungs- und Transformationsprozess auf persönlichster Ebene. Wer bin ich, woher komme ich, was ist meine Aufgabe, wohin will ich mich entwickeln? Womit identifiziere ich mich, was treibt mich an, wie definiere ich für mich Leistung, was heißt für mich Erfolg? Mit welchem Bewusstsein gehe ich in die Welt und ins Unternehmen – mit welchem Bild von mir selbst, den Menschen und allem Lebendigen gegenüber? Was leitet mich – welche Werte, Überzeugungen und Handlungsprinzipien? Was brauche ich, um in Balance zu sein?

Wer zu diesen Fragen in einem ständigen Reflexionsprozess steht, wem die Entwicklung des eigenen Selbst, des inneren weichen Kerns ein wahrhaftiges Anliegen ist, kann im Unternehmen schöpferisch wirken, in der Kraft sein, im Wandel und Fluss bleiben und dem Unternehmen und seiner Umwelt fürwahr dienen.

An dieser Stelle kommen wir zurück auf den elementaren Aspekt des Bewusstseins und auf die damit aufs Engste verknüpfte Frage der Selbst-Entwicklung. Das Thema ist unerschöpflich. Und in den östlichen Weisheitslehren und in Konzepten des Westens wurde viel Erhebendes dazu geschrieben. Es gibt eine Vielzahl an Theorien, Stufenmodellen und Praktiken. Ob zum Thema der Selbstverwirklichung in östlichen Philosophien oder in den Entwicklungsmodellen des Westens, immer geht es um das Bewusstsein und die Entwicklung des eigenen Seins und seiner Interdependenzen mit der Welt.

In den östlichen Traditionen wird die Ich-Entwicklung zumeist unter dem Aspekt von Selbstbefreiung und -verwirklichung als ein Prozess der Transzendenz und Integration verstanden. Dabei geht es nicht um die intellektuelle Erweiterung des Geistes, sondern um eine tiefe spirituelle Praxis, die das Ego im Sinne der äußeren, weltlichen Identität grundlegend infrage stellt und transformiert. In der Philosophie des Vedanta etwa wird *Atman* als das wahre Selbst verstanden, das jenseits der Ego-Identität existiert. Die Praktiken des Yoga zielen darauf ab, dieses Ego zu überwinden, um das höhere Selbst zu erkennen, sich von allen ungesunden Verkettungen und Konditionierungen zu befreien *(Moksha)* und sich mit der Quelle zu vereinigen. Ähnlich in den buddhistischen Lehren. Über Achtsamkeitspraktiken und Meditation soll die Illusion des Ego durchdrungen werden, um zur Erfahrung des *Nicht-Selbst (Anatta* oder *Anatman)* zu gelangen. Ziel ist die Befreiung von den begrenzenden Vorstellungen des Egos, das Ausbrechen aus dem Kreislauf des Leidens *(Samsara)* und die Erfahrung einer tiefen Verbundenheit mit allem Leben *(Nirvana)*.

Faszinierend ist die vom indischen Philosophen Sri Aurobindo entwickelte Vorstellung der spirituellen Evolution des Menschen und des Universums. Aurobindo ging von einer höheren Bewusstseinsdimension aus, dem sogenannten Supramentalen, das er als entscheidend für die spirituelle Transformation des Menschen und der Welt betrachtete. Aurobindo unterscheidet zwischen verschiedenen Stufen des Bewusstseins:

(a) Das physische Bewusstsein; das einfache, materielle Bewusstsein, das die Grundlage des Lebens bildet.
(b) Das mentale Bewusstsein; das rationale, begriffliche Denken, das die menschliche Intelligenz und das individuelle Selbstbewusstsein prägt.
(c) Das Supramentale; die höhere, göttliche Weisheit, die weit über das mentale Verständnis hinausgeht. Im Supramentalen existiert alles bewusst in allem; Leben gilt als schattenlose Glückseligkeit. Wörtlich schreibt Aurobindo: »Licht ist eins mit Macht, Bewusstseinsschwingung mit dem Rhythmus des Willens, und beide sind eins, ohne Suchen, Tasten oder Mühen, immer mit dem richtigen Resultat« (zit. n. Van Vrekham, 2014, S. 81).

Sri Aurobindo ging davon aus, dass, wenn immer mehr Menschen Zugang zum Supramentalen finden, die gesamte Welt in eine neue Ära des Friedens, der Harmonie und des Wissens eintreten könnte. Dies würde eine grundlegende Veränderung in allen Bereichen der Menschen wie den zwischenmenschlichen Beziehungen, Wissenschaft, Kunst, Politik und Wirtschaft mit sich bringen.

Im Westen wurde die Entwicklung des Selbst bislang vor allem aus einer psychologischen Perspektive erforscht. Die vielleicht bekanntesten Modelle stammen von Jean Piaget, Jane Loevinger, Carol Gilligan, Jean Gebser, Susanne Cook-Greuter, Ken Wilber, Robert Kegan. Im unternehmerischen Kontext mag die von Clare W. Graves und später von Don Beck weiterentwickelte Entwicklungslandkarte »Spiral Dynamics« bekannt sein, wobei diese weniger die Entwicklung des Individuums als vielmehr die Entwicklung des Kollektivs und die damit verbundenen Wertesysteme in den Blick nimmt.

Ein ausgesprochen wertvolles Modell entwickelte Susanne Cook-Greuter, eine in die USA ausgewanderte Schweizer Psychologin, Sprach- und Literaturwissenschaftlerin, die an der Harvard University promovierte. Cook-Greuter baute auf der Konzeption von Jane Loevinger auf und entwickelte diese auf der Basis ihrer empirischen Forschung weiter. Im Rahmen ihrer Untersuchungen erarbeitete Cook-Greuter ein Testverfahren zur Messung hoch entwickelter Bewusstseinsstufen, für die sie empirische Daten von über viertausend Personen ausgewertet hat. In ihrem Modell beschreibt Cook-Greuter die Entwicklung als eine Reise von der Unbewusstheit zur Selbsttranszendenz – als eine Reihe von Stufen, die von einem vorbewussten, impulsiven Ich über ein konventionelles, selbstzentriertes Ich hin zu einem selbstreflexiven und selbsttranszendierenden Selbst führen. Stärker als in anderen Konzepten bezieht Susanne Cook-Greuter spirituelle Entwicklungsstufen in ihr Modell ein. Zudem betont sie, dass ihr Modell die am häufigsten in der heutigen westlichen Gesellschaft gefundenen Entwicklungsstufen beschreibt und es daher eine ausgesprochen westliche Sichtweise widerspiegelt (vgl. Cook-Greuter, 2008, S. 28 ff.).

Wenn im Folgenden das Modell von Susanne Cook-Greuter skizziert wird, ist zu betonen, dass die einzelnen Entwicklungsstufen nicht bewertet werden dürfen. Cook-Greuter selbst spricht häufig von früheren und späteren, nicht etwa von tieferen und höheren Stufen. Dieser Aspekt kann nicht deutlich genug unterstrichen werden. Das Modell soll kein Beurteilungsraster, sondern ein Orientierungsrahmen für die eigene Entwicklung und den eigenen Reflexionsprozess sein. Dieser soll uns helfen, uns selbst und unsere Mitmenschen besser zu verstehen, vor allem auch darin, Verständnis und Mitgefühl für Mitmenschen zu entwickeln oder dieses in uns zu stärken.

Wichtig ist auch zu betonen, dass die Übergänge von der einen zur anderen Stufe fließend sind, das heißt, wenn wir in eine neue Stufe gelangen, bedeutet das nicht, dass wir darin für immer stabil sind. Auch hier steht das Prozesshafte im Vordergrund.

Nun zum Modell: Cook-Greuter identifiziert neun Stufen *zunehmenden Erfassens* und unterteilt diese in drei Dimensionen:

- die präkonventionelle Dimension
- die konventionelle Dimension
- die postkonventionelle Dimension

Jede Stufe steht für eine bestimmte Art und Weise, wie wir die Welt wahrnehmen und auf diese blicken. Die Stufen wechseln ab zwischen solchen, die Differenzierung, und solchen, die die Integration betonen, wobei jede neue Stufe die vorausgegangene als *Teilmenge* enthält. Nach Cook-Greuter kann keine Stufe übersprungen werden.

Im Zusammenhang mit dem Thema Leadership ist es interessant, den Übergang von der konventionellen zur postkonventionellen Dimension und die postkonventionelle Dimension selbst zu beleuchten.

Die Stufen der konventionellen Dimension beschreiben die zunehmende Fähigkeit zur Reflexion der Ich-Identität und ein Selbstverständnis, das weniger von äußeren Erwartungen bestimmt wird als von eigenen Überzeugungen und Werten. Bei der letzten Stufe der konventionellen Dimension, die Cook-Greuter als *Selbst-bewusst* bezeichnet, wird das westliche Ideal des Leistungsmenschen, die *Ziel-*

stufe der westlichen Kultur beschrieben. Der Mensch bewegt sich noch immer innerhalb des gängigen, konventionellen Verstandesrahmens und sieht sich als von der *externen Welt* getrennt. Andersartigkeit erfährt aber eine höhere Akzeptanz als noch in den vorigen Stufen. Bei dieser Stufe wird mit komplexen wissenschaftlichen Analysen gearbeitet, ohne allerdings die Vorannahmen der konventionellen Wissenschaft zu hinterfragen. Wissen, Planbarkeit und Vorhersehbarkeit werden als probate Mittel angesehen, sich selbst, die Natur und die Gesellschaft zu kontrollieren und zu steuern.

Diese Sicht auf die Welt wandelt sich im Rahmen der postkonventionellen Dimensionen grundlegend. Dies zeigt sich alleine schon, wie wir zum Beispiel Feedback erleben. Während wir Feedback in den Stufen der konventionellen Dimension zumeist als Missbilligung oder gar Angriff auf die eigene Person erfahren und wir uns sodann erklären oder verteidigen, wird Feedback in der postkonventionellen Dimension als etwas Notwendiges erkannt. Feedback hilft, verdrängte Aspekte der eigenen Persönlichkeit zu erkennen. Wir heißen Feedback willkommen, ja umarmen es, weil wir es als Notwendigkeit für Lern- und Veränderungsprozesse erkennen und es das eigene Wachstum fördert.

Die postkonventionelle Dimension umfasst die aufeinanderfolgenden Stufen:

- *Individualistisch:* Das Interesse an der eigenen Innenwelt und den zwischenmenschlichen Interaktionen steigt. Wir beginnen, das Zusammenspiel von komplexen Systemen zu erkennen (multisystemisches Denken). Körper, Sinnlichkeit, Gefühle wollen integriert werden. Spiritualität gewinnt an Bedeutung. Es setzt ein kritisches Denken ein, das die Grundannahmen früherer Stufen hinterfragt. Wir erkennen, dass die Bedeutung der Dinge von der eigenen Position und Perspektive abhängt. Konventionellen Wahrheiten wird zunehmend misstraut. Es entsteht der Wunsch nach einem Wirken unabhängig von sozial anerkannten Rollen oder Aufgaben. Menschen ziehen sich in dieser Stufe gerne von äußeren Angelegenheiten oder vom Tagesgeschäft ihres Unternehmens zurück.

- *Autonom:* Die Integration des eigenen Selbst in all seinen Facetten, auch seinen Schattenanteilen, ist wichtig. Das Leben wird als unbegrenzte Reise angesehen, der wir einen Sinn verleihen können. Wir nehmen die Ungerechtigkeiten in der Welt wahr und hegen den starken Wunsch, ein bedeutungsvolles Leben für uns und andere zu führen. Wir sehen uns bisweilen mit der Angst konfrontiert, das eigene Potenzial zu wenig zu nutzen oder universalen Prinzipien (zum Beispiel Gerechtigkeit) nicht zu genügen. Das eigene Selbst wird als autonom, differenziert und gut integriert erlebt und umfasst auch die Fähigkeit, mit Spannungsfeldern und »Zwickmühlen« konstruktiv umzugehen.
- *Konstrukt-bewusst:* Die kognitiven Prozesse sind komplex. Wir suchen nach ganzheitlichen Konzepten. Wir sind uns auf dieser Stufe der *Machenschaften* zur Selbsterhaltung des Egos stärker bewusst als in den vorangehenden Stufen. Die Ego-Identität beginnt, durchlässig zu werden. Durch Denken und Anstrengung endgültiges Wissen über das eigene Selbst zu erlangen, betrachten wir als illusorisch; jede Erkenntnis wird als konstruiert erkannt und daher als getrennt von der darunterliegenden zusammenhängenden nicht dualen Wahrheit. Wir verfügen über eine hohe Sensibilität. Wir erkennen unsere (unbewussten) Beurteilungsgewohnheiten, begreifen unsere Egozentrik und erleben diese zunehmend als Begrenzung für das wei-

tere Wachstum. Wir untersuchen die eigenen emotionalen und rationalen Verarbeitungsmuster und ändern die Sprachgewohnheiten. Wir erkennen das trennende Bewusstsein, das dem rationalen Denken innewohnt. Manchmal sehnen wir uns zurück nach der *Einfachheit* früherer Stufen, da wir die eigene Welt als sehr komplex empfinden. Nicht rationale Quellen von Wissen – Intuition, Mystik – sind von großem Interesse. Wir üben uns im Loslassen der *Ego-Kontrolle* und *Ego-Kontraktion* und pflegen eine regelmäßige Praxis der Stille. In Bezug auf das Führungsverhalten auf dieser Stufe schreibt Cook-Greuter: »Menschen auf dieser Stufe tendieren dazu, ihre eigenen neuartigen Organisationen zu gründen oder arbeiten an dem, was sie als besten Beitrag zum Wohle der Menschheit empfinden. Sie haben eine Vorliebe, die Rolle des Katalysators oder Transformators einzunehmen. Sie gehen aber wieder weg, sobald sie fühlen, dass ihre transformatorische Arbeit erledigt ist. Sie fühlen sich erfolgreich, wenn sie sich selbst entbehrlich gemacht haben, das bedeutet, dass die Organisation selbst transformierend und selbstorganisierend geworden ist« (Cook-Greuter, 2008, S. 59).

- *Universal:* Diese Stufe lässt sich kaum mit Worten beschreiben, am ehesten mit Metaphern und Gleichnissen. Im Grunde könnte hier nur mehr die Sanskritsilbe OM gezeichnet werden – der heilige Klang schlechthin, das Wort, das alles enthält, die Repräsentation der Schöpfung und der Essenz.

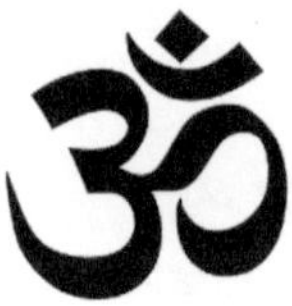

Susanne Cook-Greuter umschreibt diese Stufe sinngemäß so: Unsere menschliche Existenz und das menschliche Bewusstsein werden auf dieser Stufe völlig neu begriffen. Wir überwinden das dualistische Denken. Wir fühlen uns eingebunden in die Natur und erkennen das Universum in jedem Sandkorn. Wir sind längst nicht mehr von Wünschen getrieben, sondern umfassend mitfühlend, bescheiden, demütig und in hohem Maß intuitiv. In der Begegnung mit anderen Menschen können wir vielfältigste Sichtweisen mitfühlend und nicht wertend einnehmen. Wir sind Beobachter:innen – frei von Konzepten, fixen Ideen, Urteilen und Bewertungen.

Wo auch immer wir in unserer Entwicklung stehen: Entscheidend ist die Art und Tiefe, wie wir uns selbst reflektieren, wie wir unsere Entwicklung verorten, wie wir uns weiterentwickeln und transformieren – hin zu einem in hohem Maß selbstreflexiven, offenen, berührbaren, nicht urteilenden Menschen.

Was bei Susanne Cook-Greuter unerwähnt bleibt: Mit jedem Entwicklungsschritt verändern sich auch unser Grund- und Lebensgefühl, unsere Ausstrahlung, unser inneres Leuchten. Je mehr wir an Entwicklung erfahren, desto entspannter werden wir. Es fällt uns leichter, mit der Komplexität und Dynamik der Welt, mit Konflikten und kritischem Feedback umzugehen. Wir können uns dem Lauf der Dinge hingeben, Dinge, die uns nicht gelingen, annehmen. Wir sind gelassen und im Frieden mit uns selbst. Wir fühlen uns befreit von Ansprüchen und Erwartungen von *außen*. Wir leben schöpferisch aus unserem Innern heraus; wir gestalten unser Leben *von innen nach außen* in hohem Maß selbstwirksam. Wir erfahren ein Leben in großer Freude, können uns mühelos fokussieren und sind mit uns selbst und anderen mitfühlend und sorgsam. Dieser innere Frieden verleiht uns eine starke energetische Präsenz im Moment – ein inneres Leuchten, das auf das Umfeld ausstrahlt und von den Menschen ausgesprochen positiv wahrgenommen wird.

Entwicklungsmodelle wie dasjenige von Susanne Cook-Greuter können uns Menschen im Unternehmen in unserem Reflexions- und Entwicklungsprozess unterstützen und eine Orientierungshilfe sein. Mögliche Fragen, die den Prozess der Selbstreflexion anstupsen, könnten lauten:

- Wo im Stufenmodell erkenne ich mich?
- Wohin will ich mich in einer nächsten Phase entwickeln?
- Angenommen, es gäbe keine inneren und äußeren Begrenzungen: Wohin würde meine Entwicklung gehen?
- Welche (inneren und äußeren) Ressourcen könnten in meiner Entwicklung hilfreich sein?
- Woran könnten sich erste kleine Veränderungsschritte zeigen?

VIII Gemeinsam die Zukunft gestalten

Wenn wir über die Zukunft unseres Unternehmens nachdenken, uns in diese hineinfühlen, dann sollten wir dies mit einem umfassend ganzheitlichen Bewusstsein, im Geist der Allverbundenheit und im Zustand tiefer Berührbarkeit tun. Als Unternehmen sind wir Teilhabende und Mitgestaltende im Wirtschaftssystem, im gesellschaftlichen Miteinander, an der Welt und am kosmischen Ganzen.

Die Krisen in der Welt sind multipel und grundlegender Art. Manche sprechen von *Polykrise,* andere von *Kipppunkt, evolutionärer Krise der Menschheit* oder *spiritueller Krise*. Das Wort *Krise* selbst leitet sich aus dem Griechischen *krisis* ab und bedeutet Entscheidung, Wendung, Höhepunkt[25]. Krise scheint also etwas Grundlegendes, Kulminierendes, Aufbrechendes anzudeuten, das in eine neue Richtung weist.

Wie auch immer: Betroffen von den aktuellen Krisen sind Menschen, Tiere, Pflanzen, Mutter Erde mit ihrem schieren Reichtum. Wir strapazieren den Planeten Erde aufs Äußerste, missachten seine Schönheit und produzieren unendlich viel Lärm, Dreck und Abfall. Wir verhalten uns so, als ob wir nicht zu diesem Planeten gehörten und als ob uns keine weiteren Generationen nachfolgten. Wir ignorieren »die Heiligkeit allen Lebens«[26] – hartnäckig. Wir alle kennen die Auswirkungen der Krise.

25 Vgl. auch https://www.staatslexikon-online.de/Lexikon/Krise [05.11.2025].
26 So Llewellyn Vaughan-Lee (2015, S. 10).

Wir alle kennen auch den Aufruf zu einem umfassenden Wandel – ökologisch, ökonomisch, politisch, gesellschaftlich, geistig-spirituell – als Individuum und Kollektiv. Die Geburtsjahre der jüngeren Umweltbewegungen liegen rund fünfzig Jahre zurück. Die Bewegungen sind unterschiedlich motiviert – ökologisch, friedenspolitisch, spirituell und anders –, alle jedoch von einer großen gemeinsamen Idee getragen: dem Schutz unseres Planeten und der Transformation hin zu einer gerechten, friedlichen, zukunftsfähigen Welt.

In den letzten Jahrzehnten sind viele integrale Reformansätze entstanden. Sie tragen unterschiedliche Bezeichnungen – Kreislaufwirtschaft, Wirtschaften ohne Wachstum, postökonomisches Wachstum, Gemeinwohlökonomie, Tiefenökologie etc. Sie plädieren für ein neues Menschenverständnis, eine neue Ethik, eine »Ethik des Genug«,[27] für ein neues Konsum- und Mobilitätsverhalten, für die Verlagerung hin zu lokalem Wirtschaften, mehr Suffizienz und Selbstversorgung. Im Zuge dessen sind unzählige Initiativen, Experimente, Reallabore, Bildungsangebote, Gemeinschaften, Ökodörfer, Netzwerke etc. entstanden.

> Die Coronazeit ließ hoffen, dass all die Initiativen Auftrieb erhalten würden. Auch ich dachte, dass die Erfahrung von mehr Stille und Besinnung einen rücksichtsvolleren und sorgsameren Umgang mit unserer Welt anstoßen und Bewusstseinsveränderungen auslösen könnten. Dem ist offenbar nicht so, gerade in Sachen Mobilität und Tourismus. So wird davon aus-

27 So der Titel des Beitrags von Nikolaus Schneider (2013).

gegangen, dass die Zahl der Passagier:innen im weltweiten Flugverkehr ab 2025 über dem Niveau von vor Corona zu liegen kommen wird.[28]

Das darf nicht entmutigen. Es gibt viele wundervolle Initiativen, viele Lichter und Fackeln, die zu neuen Ufern aufbrechen. Je länger, desto mehr.

Auch als Unternehmen können wir als Licht vorausgehen, wir können die Blickrichtung wechseln und neue Wege gehen – zum eigenen und zum Wohle aller. Wir müssen nicht warten, bis die anderen die Richtung ändern, und wir sollten auch nicht darauf hoffen, dass Kräfte von *außen* – wie etwa unsere Regierungen – den Wandel anstoßen oder vorantreiben. Die grundlegenden Veränderungen werden nicht von den bestehenden Systemen angestoßen, zu gefangen sind diese in den konventionellen Denk- und Handlungslogiken. Der Wandel kann nur aus den vielen kleinräumig organisierten Initiativen gleichsam *bottom-up* hervorgehen.

Wir brauchen eine neue Ausrichtung im wirtschaftlichen Handeln und diese kann nur von einem veränderten Bewusstsein ausgehen. Wir benötigen ein neues Bewusstsein, das ein neues Denken und Fühlen hervorbringt und in ein vollständig neues Handeln führt. Aus diesem Bewusstsein und der tiefen Berührbarkeit heraus werden wir neue Bilder der Zukunft und neue Wege kreieren. Wir verfügen über diese immense schöpferische Kraft, Dinge grundlegend zu verändern. Diese neuen Bilder können

28 Vgl. https://www.iwd.de/artikel/flugverkehr-aufschwung-nach-corona-631002/ [05.11.2025].

wir heute nicht vorzeichnen. Es braucht dazu einen Bewusstseinssprung.

Entscheidend ist, dass wir aus unserem begrenzten Bewusstsein hinaustreten, wir aus den gängigen Denkroutinen und kurzfristigen *Reparaturlogiken* ausbrechen und unser Vorwärtsgehen konsequent an der Erfahrung der umfassenden Verbundenheit, an der Heiligkeit allen Lebens und am Wissen um die unendlichen Möglichkeiten ausrichten. Wir sind eingeladen, *Bewusstseinsarbeit* zu leisten, bisherige Glaubenssätze und Verhaltensmuster zu wandeln, in eine neue Stufe der Evolution vorzustoßen, in einen Seins-Zustand von Wissen, Intuition und Weisheit, der weit über die Grenzen der Verstandeslogik hinausgeht.

Ich bin wieder auf dem Lebenshof im Einsatz. Die Ställe der Schweine, Ziegen und Pferde sind gemacht. Nun stehe ich vor dem Gehege der Hühner. Günther ist ebenfalls da. Er wirkt aufgekratzter als sonst. Vielleicht liegt es an der Frühlingsstimmung an diesem Tag. Wir zwinkern uns zu.

Ich habe die Hühner lieb gewonnen. Sie sind neugierig, intelligent und sie kommunizieren viel und gerne. Auf den Infotafeln vor dem Gehege lese ich, dass Hühner einen guten Orientierungssinn haben, geschickt und schnell sind. Sie sonnen sich gerne, träumen viel, vertrauen dem Hahn und haben Freude am Leben.

Ich habe heute Zeit, die Infos zur konventionellen Hühnerhaltung zu lesen. Diese unterscheidet offenbar zwischen Masthühnern und Legehennen, beide Arten speziell gezüchtete sogenannte Hochleistungstiere – für Fleisch oder Eier. Legehennen werden direkt nach dem Schlupf von ihren kleinen Brüdern getrennt. Die Brüderchen werden an ihrem ersten Lebenstag vergast oder lebendig geschreddert. Legehennen leben aus wirtschaftlichen Gründen maximal 15 Monate, bis sie ebenfalls getötet werden. Man nennt das Ausstallen. Masthühner leben ihr kurzes Leben von 30 bis 40 Tagen in einer sogenannten Besatzdichte von bis zu 15 Hühnern auf einem einzigen Quadratmeter, in einer Halle von 8000 bis 18.000 Tieren. Hier in der Schweiz. Pro Tier steht ein Platzangebot von wenig mehr als einem A4-Blatt zur Verfügung. Vor lauter Gewicht können die Tiere häufig nicht mehr aufstehen, geschweige denn laufen, scharren, springen oder fliegen.

Besonders beliebt ist die fleischige Brustpartie der Masthühner. Allein in der Schweiz werden jährlich über 60 Millionen Hühner für Pouletfleisch getötet. Im Schlachthof werden sie mit CO_2 zum Ersticken gebracht oder bei vollem Bewusstsein an den Füßen aufgehängt, im Elektrobad betäubt, um danach durch einen Kehlschnitt auszubluten.

All die Schweizer Hühner haben ihre Mutter nie gesehen. Sie werden geboren, leben und sterben, meist ohne den Himmel je erblickt und die Erde betreten zu haben.

Um die Hühner zu ernähren, werden Soja, Mais und Getreide verwendet. Soja stammt zum größten Teil aus Brasilien. 290.000 Tonnen Soja importierte die Schweiz in den letzten Jahren als Futtermittel. Für den Anbau werden riesige Flächen Regenwald abgeholzt. Nitrat im Trinkwasser stammt aus der Tierexkremente-Überdüngung. Multiresistente Keime, generell Antibiotikaresistenzen und Krankheitserreger hängen direkt mit unserem Umgang mit den Tieren zusammen.

Ich setze mich neben Günther und schaue ihn an. Die Haltung von Truthähnen unterscheidet sich kaum von derjenigen der Hühner. Ich blicke auf Günthers übergroße, hochgezüchtete Brust. Sie ist nackt. Günther hat an dieser Körperstelle kein Gefieder mehr. Der Anblick der Brust schmerzt mich unendlich. Mir schießen Tränen in die Augen.

Auf die Frage, was wir tun müssten, um unsere Welt zu retten, antwortete der Zen-Meister Thich Nhat Hanh:

»Was wir am dringendsten tun müssen, ist,
in unserem Inneren den Klang der weinenden
Erde zu hören.«
Thich Nhat Hanh[29]

Wenn wir uns von den heute gemeinhin gültigen Spielregeln der Wirtschaftswelt lösen, dann heißt das, dass wir uns auch von den gängigen Managementkonzepten und -tools befreien. Was wir in unserem betriebswirtschaftlichen Studium oder im Executive MBA gelernt haben, können wir getrost vergessen. Den Erfolg unseres Unternehmens werden wir nicht mehr an den Finanzkennzahlen messen, nicht an Wachstumssteigerungen oder am Ausmaß der Gewinn- und Kapitalanhäufung. Konkurrenzgetriebene Fragen nach den Wettbewerbsvorteilen oder der Unique Selling Proposition (USP) sind nicht mehr relevant, wir erstellen auch keine Konkurrenzanalysen und richten uns nicht mehr an Benchmarks aus.

In der neuen unternehmerischen Welt stellen wir Fragen aus einer anderen Warte von Bewusstsein. Wir

29 Zit. n. Vaughan-Lee, 2015, S. 263.

rücken nicht das Wohl unseres Unternehmens in den Mittelpunkt, erst recht nicht Gewinnvorstellungen, sondern fragen, was dem Wohle aller dient. Was dient den Menschen, was unserem Planeten, was allen Lebewesen? Unser Unternehmen wird gleichsam zu einem *Werkzeug* zum Wohle aller.

Aus dieser Perspektive wird uns rasch klar, dass die Lösungen nicht in technologischen Innovationen, der digitalen Transformation, der künstlichen Intelligenz (KI) oder bei den CO_2-Kompensationszertifikaten liegen. Sie werden auch nicht über ein *Impact Investing* oder durch nach ESG-Kriterien[30] angelegte Gelder finanziert. Denn all diese Ansätze sind zu stark dem gängigen Denken und den auf Rendite und Wachstum ausgerichteten ökonomischen Spielregeln verhaftet und reproduzieren bloß das bisherige System – nichts, was uns in der Zukunft wirklich nützlich sein wird und einen Nährboden für das erwünschte Neue bildet.

Wenn wir neue Wege gehen, so sind dies stets auch Wege ins Unbekannte. Wir öffnen uns für grundlegend neue Zukunftsbilder und wir betreten Neuland. Die Skepsis, ja womöglich der Hohn einiger wird uns auf unserem neuen Weg gewiss sein. Das kann uns allerdings nicht wirklich verunsichern, keine grundlegenden Zweifel wecken und die neuen Wege nicht grundsätzlich infrage stellen. In unserem sich entfaltenden neuen Bewusstsein ruhen wir im weichen Teil unseres Selbst als unserer Essenz. Wir sind verankert in einer spirituellen Pra-

30 ESG für Environmental, Social und Corporate Governance sind Kriterien für die Berücksichtigung von Nachhaltigkeit für Unternehmen, Regierungen, Behörden etc. Sie gelten auch als Standard für nachhaltige Vermögensanlagen.

xis, offen und in unserem Herzen tief berührbar, auch für den Schmerz der Welt. Wir erfahren unsere eigenen Interessen mühelos als Interessen aller. Wir verfügen über das radikale Vertrauen in den Prozess der Veränderung, über die nötige Kraft, Belastbarkeit, Zuversicht und den nötigen Mut. Dieser Mut ist kein heroisch gefeierter, bei dem wir insgeheim auf die Früchte unseres Tuns wie soziale Anerkennung und Prestige schielen. Es ist ein leiser Mut, den wir ohne Aufsehen in uns tragen und der uns Kraft verleiht, wenn es darum geht, mit unserem Vorgehen gegen den Strom zu schwimmen.

Das alles mag durch die gewohnte rationale Brille gesehen utopisch, idealistisch und unerreichbar klingen. Mag sein. Dennoch wird uns nichts davon abhalten, uns als Unternehmen auf den Weg zu machen oder den Weg weiterzugehen – umsichtig und in dosierten Schritten. Diese Schritte mögen zu Beginn klein sein. Bereits die kleinsten Bewegungen in die erwünschte Richtung erzeugen Wirkung und je länger, desto mehr einen Sog, ganz nach dem Prinzip der Resonanz. Es bewährt sich eine schrittweise Entwicklung. Der Weg ist hoch transformativ, heilend und verändert uns grundlegend. Das will alles gut integriert und verankert sein, damit wir den Stürmen *draußen* sicher und gut geerdet standhalten.

Wenn wir als Unternehmen neue Bilder der Zukunft kreieren und uns zu neuen Ufern aufmachen, dann sind wir eingeladen, diese Reise gemeinsam als Kollektiv zu unternehmen. Unternehmen sind ein Ort bewusster Kollektive, in denen sich Menschen gemeinsam entwickeln und wachsen. Unternehmen gedeihen nur im Miteinander und unter Beteiligung all ihrer Menschen.

Die Dimension des Miteinanders wird in Unternehmen komplett unterschätzt. Visionen und Strategien scheitern, wenn sie lediglich vom Management- oder von einem Strategieteam im stillen Kämmerlein erarbeitet werden und der Einbezug der Menschen maximal bei deren Umsetzung mitgedacht wird. Menschen sind einzigartige, mit Gaben ausgestattete, kooperative und autonome Wesen, die sich auch im Unternehmen selbstbestimmt bewegen und würdevoll behandelt werden wollen. Fehlende Teilhabe wirkt bevormundend. Es ist enorm hilfreich, Zukunftsprozesse gemeinschaftlich anzugehen und als kollektive Projekte zu gestalten und zu organisieren.

Als Angehörige im Unternehmen können wir unser Bewusstsein, unser Denken und Fühlen synchronisieren und gemeinsam innere Räume betreten, in denen kreative Intelligenzen und die transzendenten Kräfte zusammenfließen. Wir schöpfen gemeinsam aus anderen Sphären und vervielfachen damit die Schöpferkraft. Darin eröffnet sich eine *spirituelle Dimension der Kollektivität*. Diese beginnt immer dort, wo Menschen füreinander da sind und gemeinsam neue Räume öffnen und halten. Nicht das *Ich* steht dann im Vordergrund, sondern das *Wir*. Das gemeinsam Verbindende wird zur Quelle von Ideen, neuen Bildern und inspirierten Wegen. Wenn sich Menschen frei von vorgegebenen Rollen fühlen und sich authentisch und vollständig ohne jede Maske zeigen können, entsteht Vertrauen. Und wo Vertrauen da ist, entwickelt sich echte Gemeinschaft, nicht als aufgesetztes Teambuilding, sondern als gewachsene Verbundenheit. Jede Ego-Kontrolle kann vertrauensvoll zurücktreten. Der Reichtum jedes und jeder Einzelnen versammelt sich und die Vielfalt der Gruppe kann sich frei entfalten. Die Gedanken verweben sich, Worte fließen. Es können Stille eintreten, tiefe Wahrnehmungen

Platz nehmen, und etwas Größeres beginnt, durch die Menschen zu sprechen. In diesen Momenten erlebt sich das Kollektiv in hohem Maß inspiriert, tief berührt, ja beseelt. So, als ob es in einem gemeinsamen Körper stecken und gemeinsam atmen würde.

In diesem vertrauensvollen Gemeinsamen kann *Telepathie* eine neue Dimension von Kommunikation eröffnen. Telepathische Kommunikation verstanden als Übermitteln und Empfangen von Informationen, ohne dass wir dazu die Sprache oder unsere Sinneskanäle benötigen, sondern dies via Gedanken, Absichten, Empfindungen, Bilder funktioniert. Diese Gedanken, Absichten etc. sind Impulse und erzeugen ein Energiefeld. Diese Felder können von anderen Menschen wahrgenommen werden, und telepathisches Kommunizieren wird möglich.

Vertrauensvolles Miteinander und Zusammenwirken stellen sich nicht so ohne Weiteres ein. Gemeinsame Gefäße für Austausch und Reflexion, Prozesse und Praktiken sind hilfreich. Als organisationaler Rahmen sind Konzepte der Selbstorganisation hilfreich. Die Verantwortung im Unternehmen liegt nicht bei ein paar wenigen, sondern ist auf alle Menschen im Unternehmen verteilt. Die einzelnen Menschen oder Teams bestimmen, planen und steuern ihre Arbeit selbst. Die Entscheidungsbefugnisse sind breit verteilt, hierarchische Ordnungen mit verschiedenen Managementebenen und Top-down-Entscheidungsstrukturen sind auf ein Minimum reduziert. Bei Entscheidungsfindungsprozessen ist das sogenannte Konsentverfahren besonders nützlich. Dieses entstammt dem soziokratischen Ansatz und hält in Unternehmen zunehmend Einzug. Ein Konsent ist erzielt, wenn kein wesentlicher Einwand mehr besteht und die Entscheidung – wenn auch mit unterschiedlichen Zustimmungsgraden – von allen Beteiligten akzeptiert wird.[31]

Der soziokratische Ansatz verfügt über weitere Hinweise zu hilfreichen methodischen Elementen der Selbstorganisation. Allerdings ist es unerlässlich, solche Methoden, Konzepte, Tools etc. mit den Bedürfnissen des Unternehmens abzugleichen und stimmig in den eigenen kulturellen und organisationalen unternehmerischen Kontext einzubetten.[32]

Mit der lösungsfokussierten Herangehensweise verfügen wir über ein Werkzeug, um die Zukunft des Unternehmens konstruktiv und vorwärtsorientiert zu gestalten. In meiner langjährigen Praxis mit Unternehmen zur *co-kreativen* Gestaltung von Zukunftsprozessen hat sich ein Vorgehen herausgeschält und etabliert, das sich auch im Kontext paradigmatischer Veränderungen, wie hier besprochen, bewähren könnte. Das Vorgehen orientiert sich im Kern an drei Leitfragen:

a. Die aktuelle Situation im Unternehmen reflektieren, Bewusstsein schaffen und ein gemeinsames Verständnis entwickeln – mit dem Fokus auf die Fragen: Was funktioniert heute gut im Unternehmen? Wo liegen unsere Stärken und Ressourcen?

31 Weiterführende Hinweise zum Konsentverfahren unter https://soziokratiezentrum.org/ueber-soziokratie/grundlagen-der-soziokratie-4-basisprinzipien/konsent/ [05.11.2025].

32 Wer sich in das Thema Selbstorganisation vertiefen möchte, findet im Buch von Frederic Laloux (2014) eine Vielzahl von Anknüpfungspunkten, Ideen und Inspirationen.

b. Neue Bilder der Zukunft entwerfen: Woran würde sich konkret zeigen, dass sich unser Unternehmen in einer nächsten Entwicklungsphase kostbar und nützlich zum Wohle aller entwickelt hat – inhaltlich, kulturell, organisational? Was nehmen wir als nützliche Ressourcen mit in die Zukunft – als *Vorboten* des Neuen?
c. Transformationsprozess initialisieren: In welchen Themenfeldern wollen wir uns weiterentwickeln? Welche ersten Veränderungsschritte sind besonders hilfreich, um den Prozess in Richtung erwünschte Zukunft zu mobilisieren? Im Prozess der Veränderung transformieren wir uns im Innen und Außen, transzendieren und erfahren individuell und kollektiv Heilung.

In allen Phasen der Reflexion und Kreation geht es auch immer darum, ein gemeinsames Verständnis zu entwickeln – um die gemeinsame Fokussierung und Energiebündelung.

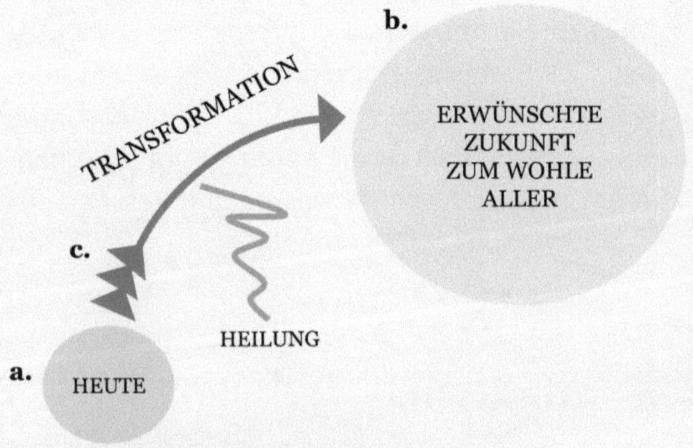

IX Konflikte lösen: »Ich könnte stattdessen Frieden sehen«

Frieden finden, im Frieden sein, Frieden leben – auch wenn es draußen stürmt.

Was aber heißt Frieden? Wie kann Frieden gelingen? Wie kann sich Frieden in unserer Welt ausbreiten? Welche gesellschaftlichen Rahmenbedingungen fördern Frieden? Wie könnte eine Kultur des Friedens unter uns Menschen aussehen? Wie gelingt es, Friedenshandeln individuell und kollektiv zu stärken? Fragen, die uns Menschen seit jeher umtreiben und uns gerade in diesen Zeiten aufs Äußerste fordern.

Mit Frieden ist hier freilich ein wahrhaftiger Frieden gemeint, ein »wirklicher Frieden«, nicht etwa »ein kriegsbesessener Widerfriede«, eine »angstvolle und illusionsselige Pause zwischen zwei Kriegen«, wie Martin Buber in seiner Dankesrede anlässlich der Verleihung des Friedenspreises des Deutschen Buchhandels 1953 sagte (Buber, 1953, S. 6 ff.). Wirklicher Frieden erwächst »aus dem lebendigen Wort zwischen Mensch und Mensch«, sagte Buber weiter. Und er plädiert für das »lebendige Wort des Menschengesprächs«, auch in der Krise. »Der Mensch in der Krisis, das ist der Mensch, der seine Sache nicht mehr dem Gespräch anvertraut, weil ihm dessen Voraussetzung, das Vertrauen, verloren gegangen ist.« Wer den Frieden will, muss »rückhaltlos miteinander sprechen, nicht über das Trennende hinweg, sondern entschlossen, es gemeinsam zu tragen.« Ein »echtes Gespräch ist eins, in dem jeder der Partner den andern, wo auch immer er in einem Gegensatz zu ihm steht, als diesen existenten andern wahrnimmt, bejaht und bestätigt; nur so kann der Gegensatz gewiss nicht aus der Welt geschafft, aber menschlich ausgetragen und der Überwindung zugeführt werden« (Buber, 1953, S. 7 ff.).

Buber spricht die wahre Essenz eines friedvollen Miteinanders an: die Überwindung alles Trennenden über das lebendige, echte Gespräch von Mensch zu Mensch und der konsequente Blick auf das Verbindende – im Vertrauen als tiefer liegende und unabdingbare Voraussetzung von Frieden. Wir nehmen unser Gegenüber in der Verschiedenheit wahr und anerkennen das Anderssein. Wir setzen uns menschlich mit Unterschiedlichkeit auseinander, überwinden das Trennende und finden zum Gemeinsamen. Hier klingen fürwahr die wesentlichen Elemente von Friedens- und Konfliktlösungsprozessen an.

Frieden ist in allen Geistesströmungen und Weisheitslehren ein zentraler Aspekt, so auch in den östlichen Traditionen. Frieden in deren Verständnis fokussiert vor allem den Frieden in uns selbst und das innere Gleichgewicht. Frieden bedeutet, im Einklang mit uns selbst zu sein, Zufriedenheit, Liebe und Akzeptanz in uns zu kultivieren und in dieser Haltung nach außen zu treten.

In der Bhagavad Gita, dem berühmten, aus der altindischen Tradition stammenden Zwiegespräch zwischen Arjuna und seinem Lehrer Krishna heißt es im Kapitel 6 über den Yoga der Meditation: »Hindere deinen ruhelosen und zappeligen Geist daran, erpicht auf Reizung und Befriedigung nach draußen abzuschweifen. [...] Halte deine Aufmerksamkeit im Atman, deinem wahren Selbst, verankert. Denke an sonst nichts. Dann werden nach und nach Frieden in dir einkehren.« »Das geht doch gar nicht, Krishna!«, erwidert Arjuna, »Der menschliche Geist ist eine Pflanzstätte des Eigensinns, so stark, dass er einen

Elefanten schleppen kann, voller launischer Begierden nach weltlichen Dingen. [...] Wenn er nicht bekommt, was er will, wird er aufgereizt und hinterhältig.« Krishna lächelt und entgegnet: »Wer keine Macht über sein Ego hat, wird sich schwertun, den Geist zu beherrschen. Aber wer sich unter Einsatz der richtigen Mittel (anhaltender Übung und Nichtanhaften) intensiv anstrengt, wird die Oberhand über seinen widerspenstigen Geist gewinnen« (Bhagavad Gita, Kap. 6, Verse 33–36).

Frieden beginnt in unserem Inneren, lehrt uns Krishna. Er beginnt in der Gedankenruhe und bei der Art und Weise, wie wir unser Ego überwinden, wie wir mit unserem wahren Selbst verbunden sind und darin ruhen. Frieden beginnt bei und in uns.

Frieden und ein friedvolles Miteinander hängen ohne jeden Zweifel auch von gesamtgesellschaftlichen Bedingungen ab. Soziale Gerechtigkeit, Möglichkeiten der Selbstverwirklichung über Bildung, Freiräume zur Kreation und Selbstentfaltung, die Sicherung von Grund- und Menschenrechten etc. fördern das friedliche Miteinander.

Das wohl größte *Ausbreitungspotenzial* von Frieden liegt jedoch bei jedem einzelnen Menschen, beim Gestalten unseres eigenen Lebens. Die größte Friedenskraft geht von uns vielen Menschen aus, als innere Angelegenheit, die nach außen strahlt. Wir können uns in dieser Kraft jeden Tag üben. Wir haben täglich unzählige Möglichkeiten, dem Geschehen in und um uns – sei es in schwierigen Situationen, bei Problemen oder Konflikten – mit einem friedfertigen Geist zu begegnen.

Gerade in der Art und Weise, wie wir in unserem Alltag mit Konflikten umgehen, kann sich Friedenshandeln zeigen, sei es in der Rolle als Konfliktbeteiligte, als Vermittlerin, als indirekt Betroffene oder sonstige Dritte. In welcher Rolle auch: Stets können wir uns im Friedenshandeln üben – verbal, nonverbal, gedanklich und mit unserer Herzkraft.

Im Umgang mit Konflikten, schwierigen Situationen, ja in der Bedrängnis zeigen sich innere Stärke, Standvermögen und wahre Friedenskraft. Die Fähigkeit, konstruktiv und friedensstiftend mit Konflikten umzugehen, ist essenziell, gerade im unternehmerischen Kontext.

Das gute Miteinander in Unternehmen endet häufig dann, wenn es darum geht, mit schwierigen Situationen konstruktiv umzugehen oder Konflikte zu lösen. Wir tappen in die Fallen unserer Konditionierungen und alten Reflexe. Ein typisches Verhaltensmuster im Umgang mit Konflikten zeigt sich darin, dass wir oft krampfhaft nach einer Ursache suchen und vorschnell mit dem Finger auf angeblich Schuldige deuten. Ein anderes Muster zeigt sich in einem autoritären Verhalten. Wir begegnen dem Konflikt mit Strenge und versuchen, die Lösung *top-down* zu regeln und gleichsam anzuweisen. Als am Konflikt Beteiligte nehmen wir uns gerne auch als Opfer wahr, weisen jede Verantwortung von uns und zeigen auf andere oder die Umstände. In wieder anderen Situationen negieren wir das Vorhandensein eines Konflikts überhaupt und sprechen Betroffenen die Gefühle und den Schmerz ab: »Das haben wir nicht so gemeint«, »Das darfst du nicht persönlich nehmen« oder Ähnliches ist dann zu hören.

> Die Fähigkeit, mit Konflikten konstruktiv umzugehen, erachte ich, wie auch die Lösungsfokussierung, als Schlüsselkompetenz nicht nur, aber vor allem im unternehmerischen Kontext. Wir können unsere Konfliktkompetenz stärken und uns darin ständig weiterentwickeln. Gerade darin sehe ich eines der größten

Lern- und Entwicklungsfelder in Unternehmen und Organisationen.

Es gibt unterschiedliche Logiken, wie wir mit Konflikten umgehen. Die einen haben eine tiefere *Friedenskraft,* andere weniger. Nachfolgend skizziere ich verschiedene mögliche Konfliktlösungslogiken:[33]

- Von gerichtlichen Auseinandersetzungen kennen wir das Denken in den Kategorien Sieg und Niederlage. Hier dominiert einseitig das Prinzip *win-lose*. Eine Partei gewinnt, die andere verliert. Im Kern geht es um Macht und Dominanz. Jede Partei versucht, ihre Position zu stärken und die andere Partei zu übervorteilen. Eine eigentliche Befriedung der Situation wird in diesem Approach kaum je erreicht.
- Verbreitet ist das sogenannte *Problemlösungsmodell:* Hier verwenden wir viel Energie auf die Erforschung möglicher Ursachen des Konflikts. Wir versuchen, das Problem zu analysieren und daraus Lösungen abzuleiten. Das Modell geht davon aus, dass Konflikte – ähnlich einem defekten Uhrwerk – analysiert und repariert werden können. Es ist mithin geleitet von einem mechanistischen Verständnis von Konfliktgeschehen, einer illusorischen Vorstellung, die Scheinlösungen erzeugt und nicht zu wahrhaftigen Lösungen führt.
- Im politischen Kontext stoßen wir häufig auf das *Kompromissmodell.* Ziel der Konfliktlösung bildet ein ausgewogenes Nehmen und Geben. Die Beteiligten zeigen sich kooperativ und akzeptieren wenn nötig einen Mittelweg. Der Fokus liegt auf den gemeinsamen Anstren-

33 Vgl. dazu auch die Übersicht bei Fredrike Bannink (2010, S. 29 f.).

gungen, eine Lösung zu finden, bei der die Beteiligten etwas aufgeben. Dieses Modell birgt die Gefahr, dass am Ende des Lösungsprozesses anstelle einer gesunden, tiefgreifenden Befriedung der Situation ein wenig nachhaltiger, sogenannter fauler Kompromiss gefunden wird.

- Das *Verhandlungsmodell* geht über das Kompromiss-Denken hinaus, indem der größtmögliche allseitige Nutzen in den Vordergrund gestellt wird. Die Beteiligten legen ihre Interessen transparent auf den Tisch und verhandeln auf eine sachbezogene Art und Weise über mögliche Lösungen. Das Modell liegt dem »Harvard-Konzept« zugrunde. Dieses wurde zu Beginn der 1980er Jahre im Buch »Getting to Yes« ausführlich beschrieben (Fisher, Ury u. Patton, 1991) und fand gerade in der Wirtschaftswelt eine starke Verbreitung. Das Modell hat durchaus Vorzüge. In seiner strengen Sachbezogenheit geht ihm allerdings die menschliche Dimension von Konfliktdynamiken ab. Konflikte werden oft als ausgesprochen belastend erlebt und gehen einher mit Verletzungen, Schmerz, ja Verzweiflung. Darüber kann kaum sachlich verhandelt werden. Vielmehr wollen diese menschlichen Aspekte gesehen, gewürdigt und anerkannt werden, damit sie heilen können.
- Schließlich das *lösungsfokussierte Konfliktlösungsmodell* – das hier freilich präferierte Modell. Wir kennen die lösungsfokussierte Herangehensweise und ihre Arbeitsprinzipien aus Kapitel VI. Methode und Haltung können auch im Rahmen von Konfliktlösungsprozessen äußerst fruchtbar angewandt werden und sollen nachstehend skizziert werden.

Das lösungsfokussierte Modell richtet die Aufmerksamkeit konsequent auf die Zukunft und auf mögliche positive Entwicklungen der Beteiligten. Nur schon in dieser konsequenten Zukunfts- und Vorwärtsorientierung unterscheidet sich das lösungsfokussierte Modell von den vorgenannten Herangehensweisen, bei welchen sich die Lösungen aus der Vergangenheit oder der Gegenwart heraus entwickeln. Lösungen werden mit dem beständigen Blick nach vorne in einem co-kreativen Prozess konstruiert, verhandelt und erschaffen. Dabei dreht sich alles um die Anliegen und Wünsche der Beteiligten. Um nichts anderes.

Um die Anliegen der am Konflikt Beteiligten zu erforschen und um damit die Konfliktbewältigung in konstruktive Bahnen zu lenken, bietet sich ein vielfältiger Katalog an lösungsfokussierten Fragen an. Dazu einige Beispielfragen:

- »Woran würde sich zeigen, dass der Konflikt gelöst ist?«
- »Was muss passieren, damit Sie mit der Situation in Frieden kommen können?«, könnte die initiale Frage anders lauten.
- »Angenommen, der Konflikt oder das Problem ist gelöst: Was ist dann anders?« (Differenzfrage)
- »Was noch?« Wir fragen nach, bis sich eine Lösungsrichtung oder ein Bild zeigt.
- Bei abstrakten Antworten – zum Beispiel »Das Vertrauen ist dann wieder vorhanden« – fragen wir nach: »Woran würden Sie merken, dass Vertrauen wieder gegeben ist?«
- Die Frage nach den »Vorboten« der erwünschten Zukunft: »Was funktioniert bereits heute in eine für Sie gute Richtung?«

- Die Frage nach den Ausnahmen vom Konflikterleben: »Wann spüren Sie nichts vom Problem? Was ist dann anders?«
- Fragen aus der Zukunft heraus nach den ersten Schritten möglicher Veränderung: »Angenommen, der Konflikt ist gelöst und es hat sich alles so entwickelt, wie Sie sich das gewünscht haben: Welches waren die ersten Schritte, die den Prozess in Bewegung brachten?«
- Die Frage nach dem eigenen Beitrag: »Angenommen, der Konflikt ist gelöst und es hat sich alles so entwickelt, wie Sie sich das gewünscht haben: Was war Ihr persönlicher Beitrag zur Lösungsfindung?«

Stärken und Ressourcen werden für die Konstruktion von Lösungen nutzbar gemacht. Mit der lösungsfokussierten Haltung erweitert sich das Blickfeld und eröffnen sich neue Denk- und Lösungsräume. Wir laden ein, nach Lösungen über den vermeintlich vorgegebenen Rahmen hinaus zu suchen, und dazu, die Kreativkräfte zu aktivieren. Als Vermittlerin im Konflikt gelingt uns dies über eine ausgesprochen wertschätzend-wohlwollende Haltung, vor allem aber unsere absolute Unvoreingenommenheit, unser hohes Einfühlvermögen, unsere allparteiliche Vielgerichtetheit und das unverrückbare Vertrauen in die Konfliktbeteiligten, dass Lösungen immer möglich sind, immer da sind und sich zeigen. Wir stellen lediglich Fragen, machen uns ganz leer und öffnen uns für die Anliegen der betroffenen Menschen.

Vielfach ist es die ungebrochen positive und vertrauensvolle Grundhaltung, welche die Lösungsfindung unterstützt. Und ich bin immer wieder verblüfft, zu welchen Lösungsergebnissen der Prozess führen kann. Nicht selten sprengen diese in unerwarteter Weise den jeweiligen Denkrahmen und kommen durch eigentliches Querdenken zustande. Dazu fällt mir eine – im lösungsfokussierten Kontext häufig erzählte – Geschichte ein, die ich an dieser Stelle in leicht abgewandelter Form wiedergebe.

Die Eltern dreier Kinder vererbten diesen ihre 17 Pferde. Das älteste Geschwister sollte die Hälfte der Pferde, das Zweitälteste ein Drittel und das jüngste Geschwister ein Neuntel der Pferde erhalten. Nun ließen sich die Bruchzahlen nicht ohne Weiteres durch die Anzahl der 17 Pferde teilen. Die Kinder fragten sich, ob die Eltern einen Fehler gemacht hatten. Unter den Geschwistern brach bald ein Streit über die Aufteilung aus. Da erhielten sie überraschend Besuch von einer weisen Frau, einer Freundin der Eltern, die selbst ein Pferd besaß. »Was ist los mit euch? Warum streitet ihr?«, fragte sie. Die drei Geschwister klagten ihr Leid. Die kluge Frau überlegte einen Augenblick. Dann sagte sie: »Ich werde euch helfen.« Sie bat die Geschwister, sich in Gedanken ihr eigenes Pferd neben die 17 Pferde zu stellen, sodass insgesamt 18 Pferde nebeneinander zu stehen kamen. Dem ersten Geschwister gab die weise Frau, so wie von den Eltern gewünscht, die Hälfte, also neun Pferde. Dem zweiten Geschwister gab sie ein Drittel, also sechs Pferde, und das dritte Geschwister erhielt das verbleibende Neuntel, also zwei Pferde. 9 + 6 + 2 macht 17 Pferde. Bleibt ein Pferd übrig: Das war das Pferd der weisen Frau.

Noch eine Anmerkung zum Zitat im Titel dieses Kapitels – »Ich könnte stattdessen Frieden sehen.« Das Zitat stammt aus dem Buch »Ein Kurs in Wundern« von Helen Schucman aus dem Jahr 1976 (Schucman, 2021). Das Buch umfasst drei Teile und enthält insbesondere ein Übungsbuch mit 365 Lektionen zur Geistesschulung beziehungsweise Bewusstseinsarbeit. Auslöser und Entstehung des Buches sind ausgesprochen interessant, spielen aber in diesem Zusammenhang keine Rolle. Lektion 34 mit dem Titel »Ich könnte stattdessen Frieden sehen« ist äußerst hilfreich, wenn es darum geht, uns im Friedensbewusstsein zu schulen. Die Lektion lädt dazu ein, eine friedvolle Haltung einzunehmen, uns darin fortwährend zu beobachten und zu üben – selbst oder gerade dann, wenn wir Angst, Beklemmung, Ärger, Wut oder sonstige negative Gedanken und Gefühle gegenüber Menschen und Situationen hegen.

Ich könnte stattdessen Frieden sehen – mag das Leben sich noch so turbulent, konflikthaft und unbegreiflich zeigen!

Schlussbemerkung

Wir stehen an einem Wendepunkt. Die Art, wie wir wirtschaften, führen und leben, ist an Grenzen gestoßen – ökologisch, sozial, menschlich. Vieles ist aus den Fugen geraten. Diese Zeitenwende fordert uns auf, uns grundlegend neu auszurichten.

Dieses Buch will ermutigen: Sie – die Sie im Unternehmen und in der Organisation Verantwortung tragen, mitwirken, gestalten. Es lädt ein, Wirtschaften neu zu denken – nicht als System von Zahlen und Gewinnstreben, sondern als Ausdruck eines umfassenden Dienstes am Leben. Das Buch will Sie ermutigen, Teil einer *lichtvollen Avantgarde* zu sein. Einer Bewegung, die aus einem neuen Bewusstsein heraus neue Wege geht, dabei die Heiligkeit allen Lebens achtet und dies im täglichen Tun zum Ausdruck bringt.

Menschsein auf dem Planeten Erde ist eine Einladung und eine immense Chance, unser schöpferisches Potenzial zu entfalten. Nicht im Kampf *gegen* Unzulängliches, sondern *für* und im Dienst einer grundlegend neuen Wirklichkeit. Um mit Sri Aurobindo, dem großen indischen Gelehrten, zu sprechen: Mögen wir das Menschsein als Bühne für die Entfaltung des höchsten Lichts verstehen, getragen von Freude, Verbundenheit und Vielfalt.

Dieses hohe Ideal und der metaphysische Gehalt der Worte sollen uns auf unserem Weg Leitschnur sein. Begeben wir uns auf den Weg dieser Bewusstseinsreise, die im Herzen beginnt. Diese Reise verlangt den Mut, loszulassen, was nicht mehr trägt: überkommene Vorstellungen, Werte, Rollenbilder, Prägungen. Gleichzeitig schenkt sie uns ein neues Fühlen und Erfahren: eine innere, leuchtende Weite und Freiheit, das Erkennen unseres göttlichen Kerns und das Glück des tiefen Verbundenseins mit allem Leben.

Wenn wir beginnen, über das Alltagsbewusstsein hinaus ein umfassenderes Verständnis von Leben zuzulassen, verändert sich alles. Der Wandel führt vom *Ich* zum *Wir*. Und mit dieser neuen Perspektive wandelt sich auch unser Wirken in Unternehmen und Organisationen. Wir handeln nicht mehr für einen *äußeren* Erfolg, sondern aus dem Bewusstsein gemeinsamer Verantwortung. Wir gestalten Zukunft – mutig, verbunden, aus der Fülle heraus und zum Wohle aller.

Literatur

Alexander, E. (2016). Blick in die Ewigkeit. Die faszinierende Nahtoderfahrung eines Neurochirurgen (22. Aufl.). München: Wilhelm Heyne.

Bandler, R., Grinder, J. (1990). Metasprache und Psychotherapie: Die Struktur der Magie I (6. Aufl.). Paderborn: Junfermann.

Bannink, F. (2010). Handbook of solution-focused conflict management. Bern: Hogrefe Publishing.

Buber, M. (1953). Das echte Gespräch und die Möglichkeit des Friedens. Dankesrede anlässlich der Verleihung des Friedenspreises des Deutschen Buchhandels 1953. Frankfurt a. M.: Börsenverein des Deutschen Buchhandels.

Buber, M. (1983). Ich und Du (11., durchges. Aufl.). Heidelberg: Schneider.

Burgstaller, S. (Hrsg.) (2015). Lösungsfokus in Organisationen. Zukunftsorientiert beraten und führen. Heidelberg: Carl-Auer.

Cook-Greuter, S. (2008). Selbstentwicklung: 9 Stufen zunehmenden Erfassens. Integral informiert, Online-Journal der Integralen Bibliothek für die integrale Lerngemeinschaft, 2008/14 (Sonderdruck), 21–64.

Csikszentmihalyi, M. (1997). Kreativität. Wie Sie das Unmögliche schaffen und Ihre Grenzen überwinden (3. Aufl.). Stuttgart: Klett-Cotta.

de Shazer, S. (2012). Muster familientherapeutischer Kurzzeit-Therapie. Heidelberg: Carl-Auer.

de Shazer, S. (2015). Der Dreh. Überraschende Wendungen und Lösungen in der Kurzzeittherapie (13. Aufl.). Heidelberg: Carl-Auer.

Dürr, H.-P. (2007). Von der mechanistischen zur holistischen Physik, Vortrag am Kongress Wissenschaft und Spiritualität in Freiburg 2007.

Dürr, H.-P. (Hrsg.) (2021). Physik und Transzendenz. Die großen Physiker unserer Zeit über ihre Begegnung mit dem Wunderbaren (4. Aufl.). Bad Essen: Driediger.

Easwaran, E. (Hrsg.) (2008). Die Upanishaden (8. Aufl.). München: Goldmann.

Fisher, R., Ury, W., Patton, B. (1991). Getting to yes. Negotiating agreement without giving in (2nd ed.). New York: Penguin Books.

Govinda, L. A. (2007). Buddhistische Wege in die Stille. Schöpferische Meditation und Multidimensionales Bewusstsein. Grafing: Aquamarin.

Hawley, J. (Hrsg.) (2002). Bhagavad Gita. Der Gesang Gottes (15. Aufl.). München: Goldmann.
Heisenberg, W. (2012). Der Teil und das Ganze. Gespräche im Umkreis der Atomphysik (9. Aufl.). München: Piper.
Heisenberg, W. (2021). Erste Gespräche über das Verhältnis von Naturwissenschaft und Religion. In: H.-P. Dürr (Hrsg.), Physik und Transzendenz. Die großen Physiker unserer Zeit über ihre Begegnung mit dem Wunderbaren (4. Aufl., S. 267–281). Bad Essen: Driediger.
Killingsworth, M. A., Gilbert, D. T. (2010). A wandering mind is an unhappy mind. Science, 330, 932.
Laloux, F. (2014). Reinventing Organizations. Ein Leitfaden zur Gestaltung sinnstiftender Formen der Zusammenarbeit. München: Vahlen.
Macy, J. (2015). Das »Ergrünen« des Selbst. In: L. Vaughan-Lee (Hrsg.), Spirituelle Ökologie. Der Ruf der Erde (S. 157–169). Saarbrücken: Neue Erde.
Meier, A. C. (1998). Emma Kunz. Künstlerin, Forscherin, Naturheilpraktikerin. Würenlos: Emma Kunz Zentrum.
Moulin, P. (2014). The litte book of oneness. CreateSpace Independent Publishing Platform.
Risi, A. (2021). Gott und die Götter. Die prophezeite Wiederkehr des vedischen Wissens (11. Aufl.). Zürich/Jestetten: Govinda.

Roach, G. M., McNally, C. (2005). The essential yoga sutra. Ancient wisdom for your yoga. New York: Three Leaves Press.
Ronzani, M. (2019). Lösungsfokussiertes Coaching. In: A. Ryba, G. Roth (Hrsg.), Coaching und Beratung in der Praxis (S. 449–477). Stuttgart: Klett-Cotta.
Rosa, H. (2019). Resonanz. Eine Soziologie der Weltbeziehung. Berlin: Suhrkamp.
Roth, B. (2022). Still werden – Kraft tanken (3. Aufl.). Bielefeld: Kamphausen Media.
Schiekel, M. B. (2020). Dhammapada. Die Weisheitslehren des Buddha (2. Aufl.). Freiburg i. Br.: Herder.
Schneider, N. (2013). Ethik des Genug. Impulse aus der Ökumene und der kirchlichen Entwicklungsarbeit. Marburg: Metropolis.
Schrödinger, E. (2021). Die vedantische Grundansicht. In: H.-P. Dürr (Hrsg.), Physik und Transzendenz. Die großen Physiker unserer Zeit über ihre Begegnung mit dem Wunderbaren (4. Aufl., S. 149–152). Bad Essen: Driediger.
Schucman, H. (2021). Ein Kurs in Wundern (15. Aufl.). Nördlingen: Greuthof.
Sparrer, I. (2014). Wunder, Lösung und System. Lösungsfokussierte Systemische Strukturaufstellungen für Therapie und Organisationsberatung (6. Aufl.). Heidelberg: Carl-Auer.

van Lommel, P. (2009). Endloses Bewusstsein. Neue medizinische Fakten zur Nahtoderfahrung (aktual. Ausgabe). Ostfildern: Patmos.
Van Vrekham, G. (2014). Über den Menschen hinaus. Leben und Werk von Sri Aurobindo und Mutter. Grafing: Aquamarin.
Van Vrekham, G. (2019). Sri Aurobindo und die Transformation der Welt. Grafing: Aquamarin.
Vaughan-Lee, L. (2015). Der Ruf der Erde. In: L. Vaughan-Lee (Hrsg.), Spirituelle Ökologie. Der Ruf der Erde (S. 263–275). Saarbrücken: Neue Erde.
Vivekananda, S. (2010). Vedanta. Der Ozean der Weisheit (Neuausgabe). München: O. W. Barth.
Voges, E. (2025). Pflanzenmeditation, eigens für dieses Buch verfasst.
Vorhemus, U. (2015). Systemische Strukturaufstellungen (SySt®). Hypnosystemisch – lösungsfokussiert. Aachen: Ferrari Media.
Watzlawick, P. (1976). Wie wirklich ist die Wirklichkeit? Wahn – Täuschung – Verstehen (24. Aufl.). München/Zürich: Piper.
Watzlawick, P., Beavin, J. H., Jackson, D. D. (2017). Menschliche Kommunikation. Formen, Störungen, Paradoxien (13. Aufl.). Bern: Hogrefe.
Weber, W. (2019). Alles Leben ist Eins. Die Begegnung von Quantenphysik und Mystik. Amerang: Crotana.
Yoga Vidya: https://www.yoga-vidya.de/Yoga--Artikel/Gayatri.html#:~:text=%C3%9Cbersetzung%3A%20Die%20gesamte%20Erfahrung%20des%20Lebens%20hindurch%20ist,meditativen%20Verstand%20die%20Genialit%C3%A4t%20eines%20erleuchteten%20Bewu%C3%9Ftseins%20erfahren [24.10.2025].